Lena Baensch

Funktionelle Nachbehandlung nach Kiefergelenkfortsatzfrakturen

Lena Baensch

Funktionelle Nachbehandlung nach Kiefergelenkfortsatzfrakturen

Eine klinische Untersuchung über den Federaktivator als Rehabilitationsgerät

Südwestdeutscher Verlag für Hochschulschriften

Impressum/Imprint (nur für Deutschland/only for Germany)
Bibliografische Information der Deutschen Nationalbibliothek: Die Deutsche Nationalbibliothek verzeichnet diese Publikation in der Deutschen Nationalbibliografie; detaillierte bibliografische Daten sind im Internet über http://dnb.d-nb.de abrufbar.
Alle in diesem Buch genannten Marken und Produktnamen unterliegen warenzeichen-, marken- oder patentrechtlichem Schutz bzw. sind Warenzeichen oder eingetragene Warenzeichen der jeweiligen Inhaber. Die Wiedergabe von Marken, Produktnamen, Gebrauchsnamen, Handelsnamen, Warenbezeichnungen u.s.w. in diesem Werk berechtigt auch ohne besondere Kennzeichnung nicht zu der Annahme, dass solche Namen im Sinne der Warenzeichen- und Markenschutzgesetzgebung als frei zu betrachten wären und daher von jedermann benutzt werden dürften.

Verlag: Südwestdeutscher Verlag für Hochschulschriften GmbH & Co. KG
Dudweiler Landstr. 99, 66123 Saarbrücken, Deutschland
Telefon +49 681 37 20 271-1, Telefax +49 681 37 20 271-0
Email: info@svh-verlag.de

Zugl.: Freiburg i. Br., Albert-Ludwigs-Universität, Diss., 2010

Herstellung in Deutschland:
Schaltungsdienst Lange o.H.G., Berlin
Books on Demand GmbH, Norderstedt
Reha GmbH, Saarbrücken
Amazon Distribution GmbH, Leipzig
ISBN: 978-3-8381-2652-4

Imprint (only for USA, GB)
Bibliographic information published by the Deutsche Nationalbibliothek: The Deutsche Nationalbibliothek lists this publication in the Deutsche Nationalbibliografie; detailed bibliographic data are available in the Internet at http://dnb.d-nb.de.
Any brand names and product names mentioned in this book are subject to trademark, brand or patent protection and are trademarks or registered trademarks of their respective holders. The use of brand names, product names, common names, trade names, product descriptions etc. even without a particular marking in this works is in no way to be construed to mean that such names may be regarded as unrestricted in respect of trademark and brand protection legislation and could thus be used by anyone.

Publisher: Südwestdeutscher Verlag für Hochschulschriften GmbH & Co. KG
Dudweiler Landstr. 99, 66123 Saarbrücken, Germany
Phone +49 681 37 20 271-1, Fax +49 681 37 20 271-0
Email: info@svh-verlag.de

Printed in the U.S.A.
Printed in the U.K. by (see last page)
ISBN: 978-3-8381-2652-4

Copyright © 2011 by the author and Südwestdeutscher Verlag für Hochschulschriften GmbH & Co. KG and licensors
All rights reserved. Saarbrücken 2011

Für meine Familie

Inhaltsverzeichnis

1 Einleitung 1

   1.1   Epidemiologie und Ätiologie der Kiefergelenkfortsatzfrakturen 1
   1.2   Therapie 5

       1.2.1   Operative Therapie 6
       1.2.2   Nicht operative Therapie 7
       1.2.3   Funktionelle Therapie 10

   1.3   Fragestellung 17

2 Patienten und Methode 19

   2.1   Patientengut 19
   2.2   Nachuntersuchtes Patientengut 19
   2.3   Methodik der Nachuntersuchung 20

       2.3.1   Angaben zu den Patienten 20
       2.3.2   Anamnestische Angaben der Patienten 20
       2.3.3   Klinischer Funktionsstatus nach den Bestimmungen der RDC/TMD 20
       2.3.4   Dysfunktionsindex nach Helkimo 27
       2.3.5   Angaben zum Federaktivator 29
       2.3.6   Statistische Ergebnisanalyse vor und nach Federaktivatortherapie 30

3 Ergebnisse 31

   3.1   Angaben zu den Patienten 31
   3.2   Anamnestische Angaben der Patienten 35
   3.3   Klinischer Funktionsstatus nach den Bestimmungen der RDC/TMD 36

       3.3.1   Funktionelle Beeinträchtigungen des Unterkiefers bei spezifischen Aktivitäten 36
       3.3.2   Subjektive Beurteilung der Schmerzen über Auswertung des GCPS nach von Korff 37
       3.3.3   Klinisch funktionelle Einzelbefunde 38

   3.4   Klinischer Funktionsindex nach Helkimo 45
   3.5   Angaben zum Federaktivator 45
   3.6   Vergleich der klinischen Ergebnisse vor und nach Federaktivatortherapie 47
   3.7   Zusammenfassung der klinischen Ergebnisse 49

Inhaltsverzeichnis

4 Diskussion **50**

4.1 Patientengut 50
4.2 Frakturverteilung 51
4.3 Frakturlokalisation 52
4.4 Therapie der Kiefergelenkfortsatzfrakturen 53

    4.4.1 Nicht operative Therapie 53
    4.4.2 Operative Therapie 54
    4.4.3 Der Federaktivator und seine Wirkungsweise 55

4.5 Diskussion der klinischen Befunde 56

    4.5.1 Diskrepanzen zwischen subjektiven Empfindungen und objektiven Messungen 61

4.6 Kritische Schlussfolgerungen und Ausblick 62

5 Zusammenfassung **64**

6 Literaturverzeichnis **65**

7 Anhang **733**

7.1 Patientenbrief 733
7.2 Patientenfragebögen 744
7.3 Untersuchungsbogen 833

8 Danksagungen **888**

1 Einleitung

1.1 Epidemiologie und Ätiologie der Kiefergelenkfortsatzfrakturen

Unter einer Fraktur ist eine Unterbrechung der Knochenkontinuität zu verstehen, die durch direkte oder indirekte Gewalteinwirkung entsteht. Männer sind doppelt so häufig von einer Kondylusfraktur betroffen wie Frauen (Marker et al. 2000a). Der Anteil der Gelenkfortsatzfrakturen an den Unterkieferfrakturen variiert in der Literatur von 26 bis 57 % (Larsen und Nielsen 1976; Silvennoinen et al. 1992). Die Häufigkeitsverteilung der Frakturursachen steht in Zusammenhang mit ätiologisch territorialen Unterschieden. Zu 44 % gelten Rohheitsdelikte als Ursache, gefolgt von Stürzen mit 29 % und Verkehrsunfällen mit 21 % (Silvennoinen et al. 1992; Oikarinen et al. 1993). Verkehrsunfälle führen die Ursachenstatistik von Kondylusfrakturen an. Weitere Ursachen sind Arbeits- und Sportunfälle (Marker et al. 2000a).

Zu 80 % der Fälle handelt es sich um unilaterale Frakturen, bilaterale Frakturen treten zu 20 % auf (Anderl 1965; Silvennoinen et al. 1992).

Die Klassifikation der Kiefergelenkfrakturen ist sehr weitreichend. Die Einteilungen erfolgen nach anatomischer Lokalisation und danach, ob eine Luxation oder Dislokation vorliegt. Des Weiteren unterscheidet man intrakapsuläre von extrakapsulären Verläufen der Frakturlinien. Unter einer Dislokation versteht man eine Verschiebung von Frakturfragmenten mit Erhalt der Lage des Kiefergelenkköpfchens in der Fossa articularis. Von einer Luxation spricht man, wenn sich das kraniale Fragment nicht mehr in der Gelenkpfanne befindet (Eckelt 2000).

Wassmund hat bereits im Jahr 1927 eine Einteilung in senkrechte, schräge und quere Gelenkfortsatzfrakturen eingeführt. Er berücksichtigte die Lokalisation der Fraktur unter Beachtung des Entstehungsmechanismus (Wassmund 1927).

Die Klassifikation nach Spiessl und Schroll ist weit verbreitet. Sie bezieht sowohl Dislokationen beziehungsweise Luxationen als auch die Lokalisation der Fraktur ein. Nach Spiessl und Schroll werden sechs verschiedene Frakturtypen unterschieden (Spiessl und Schroll 1972) (Abb. 1):

- Typ I: Frakturen ohne Dislokation
- Typ II: Tiefe Kollumfrakturen mit Dislokation
- Typ III: Hohe Kollumfrakturen mit Dislokation
- Typ IV: Tiefe Kollumfrakturen mit Luxation
- Typ V: Hohe Kollumfrakturen mit Luxation
- Typ VI: Kapitulumfraktur (Intrakapsuläre Frakturen)

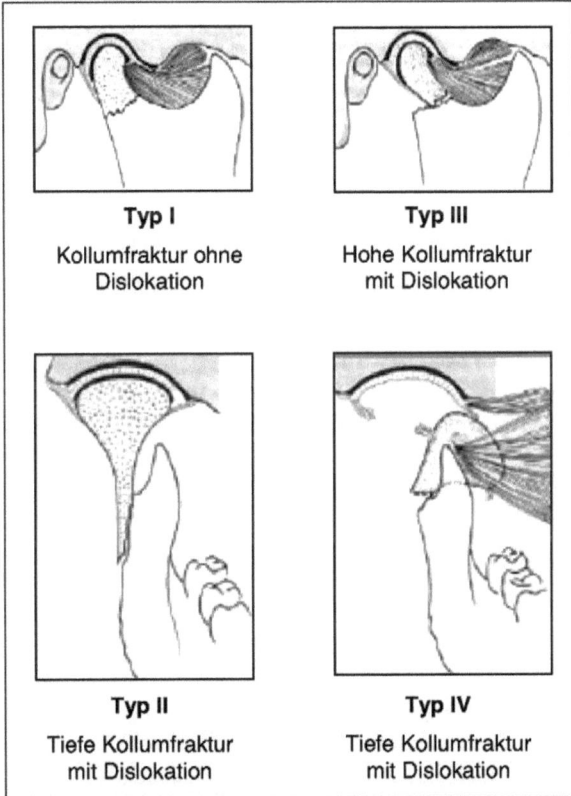

Abb. 1: Einteilung der Gelenkfortsatzfrakturen nach Spiessl und Schroll (modifiziert nach Spiessl und Schroll 1972)

Eine Definition von „hoch" und „tief" gibt es in dieser Einteilung nicht. Auch werden Gelenkfortsatzbasisfrakturen nicht berücksichtigt.

Im Hinblick auf die Frakturlokalisation wurde in der vorliegenden Studie aufgrund der besseren Vergleichbarkeit auf die Einteilung nach Loukota zurückgegriffen (Loukota et al. 2005). Diese Einteilung verwendet die Incisura semilunaris als Referenz, wobei

Einleitung

zunächst eine Verbindungslinie der beiden am weitesten dorsal gelegenen Punkte des Gelenkfortsatzes beziehungsweise des Kieferwinkels gezogen wird. Anschließend wird auf diese Ramustangente eine Senkrechte durch den tiefsten Punkt der Incisura semilunaris gefällt. Diese Senkrechte wird als Linie A definiert. Tabelle 1 und Abbildung 2 stellen eine Übersicht der Klassifikation nach Loukota dar.

Tab. 1: Subklassifikation der Gelenkfortsatzfrakturen nach Loukota (Loukota et al. 2005)

Klassifikationstyp	Frakturlinienverlauf
Typ I: Diakapituläre Fraktur (Kapitulumfraktur)	Frakturlinie beginnt auf der Gelenkfläche und kann extrakapsulär enden
Typ II: Hohe Gelenkfortsatzfraktur (Gelenkhalsfraktur)	Frakturlinie beginnt unterhalb von Linie A und liegt mehr als die Hälfte oberhalb von A
Typ III: Tiefe Gelenkfortsatzfraktur (Gelenkfortsatzbasisfraktur)	Frakturlinie beginnt hinter dem Foramen mandibulae und mit mehr als 50 % der Strecke unterhalb der Linie A
A = Senkrechte auf die Ramustangente durch den tiefsten Punkt der Incisura semilunaris	

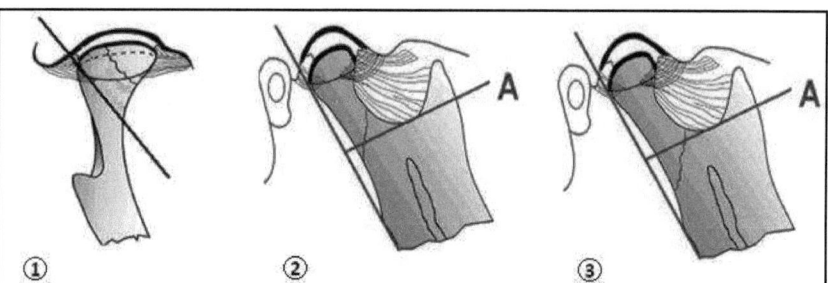

Abb. 2: Frakturklassifikation des Kondylus (Loukota et al. 2005): **(1)** Diakapituläre Fraktur (Typ I) **(2)** Hohe Gelenkfortsatzfraktur (Typ II) **(3)** Tiefe Gelenkfortsatzfraktur (Typ III)

Bei einer weiteren Einteilung der Frakturen im Bereich des Kapitulums wird der Frakturlinienverlauf innerhalb des Gelenkköpfchens berücksichtigt. Man unterscheidet einen Verlauf durch die Mitte des Gelenkköpfchen, seitlich und in unmittelbarer Nähe der Gelenkkapsel (Loukota et al. 2009).

Bezüglich des Dislokationsgrades wurde die Einteilung nach Schwenzer und Ehrenfeld herangezogen (Schwenzer und Ehrenfeld 2002):

- **D1**: nicht disloziert
- **D2**: Dislokation mit erhaltenem Bruchflächenkontakt
- **D3**: Dislokation mit Verlust des Bruchflächenkontakts, aber Erhalt eines Überlappungskontakts (Dislocatio ad longitudinem cum contractione):
    - **D3a**: mit medialer oder lateraler Überlappung
    - **D3b**: mit anteriorer oder posteriorer Überlappung
- **D4**: Dislokation ohne Fragmentkontakt

Als Folge von Gelenkfortsatzfrakturen können je nach Frakturlokalisation verschiedene Komplikationen auftreten. Eine Lageveränderung des Kiefergelenkköpfchens durch Dislokation oder Luxation zieht auch eine Lageveränderung des Unterkiefers und somit eine Störung der Gelenkfunktion und der Okklusion nach sich (Tiegelkamp 1958). Durch den Zug des M. pterygoideus lateralis rotiert das kraniale Fragment nach vorne, meist kombiniert mit einer Abweichung nach medial. Als Folge der fehlenden Abstützung an der Schädelbasis ziehen der M. temporalis sowie die Masseter-Pterygoideus-Schlinge den aufsteigenden Ramus nach kranial und dorsal. Es resultiert eine Reduktion in der vertikalen Ramushöhe (Horch 2006). Bei dislozierten unilateralen Frakturen kann die Unterkiefermitte zur frakturierten Seite hin abweichen, wodurch sich ein Kreuzbiss und auf der kontralateralen Seite ein seitlich offener Biss einstellt (Basdra et al. 1998). Bei dislozierten bilateralen Frakturen weicht der Unterkiefer nach dorsal ab, es resultiert ein frontal offener Biss (Schwenzer und Ehrenfeld 2002) (Abbildung 3).

Einleitung

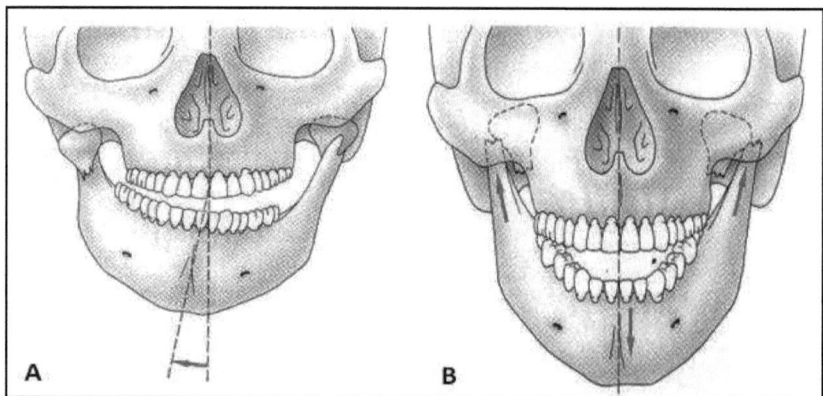

Abb. 3: **(A)** Seitverschiebung bei unilateraler Fraktur **(B)** Frontoffener Biss bei bilateraler Fraktur (Horch 2006)

Weitere Folgeerscheinungen können Kiefergelenkgeräusche und –schmerzen, Einschränkungen der Unterkieferbeweglichkeit und deformierende Arthropathien sein (Tiegelkamp 1958).

1.2 Therapie

Das Ziel der Therapie von Gelenkfortsatzfrakturen sollte in der Wiederherstellung einer korrekten Okklusion, Artikulation und Gelenkfunktion liegen (Basdra et al. 1998). Es wird eine Wiederherstellung von Form und Funktion, Prävention von Kiefergelenkerkrankungen und Wachstumsstörungen angestrebt. Eine Wiedererlangung der Funktion ist ausschlaggebend für die Lebensqualität der Patienten (Streffer 2004).

Grundsätzlich können zwei Therapieansätze unterschieden werden: ein nicht chirurgisches und ein operatives Vorgehen (Walker 1994; Eckelt 2000; Silvestri et al. 2004; Rutges et al. 2007; Eulert et al. 2007). Die nicht operative Therapie beinhaltet eine mandibulomaxilläre Fixation (MMF) mit darauffolgender funktioneller Therapie oder auch eine rein funktionelle Therapie ohne MMF (Eckelt 2000; Girthofer und Göz 2002; Ellis und Throckmorton 2005). Die operative Therapie besteht aus einer chirurgischen Reposition und Fixation der Kiefergelenkfragmente durch Osteosynthese (Ellis und Throckmorton 2005). Die Befürworter des chirurgischen Vorgehens argumentieren, dass durch eine exakte Repositionierung der Fragmente, das heißt eine Wiederherstellung der Anatomie des Kiefergelenks, seine ursprüngliche Funktion erreicht werden kann (Rasse 2000). Fürsprecher der nicht operativen Therapie postulieren, dass es über eine Funktionskieferorthopädie (FKO) und manuelle Therapie zu einer funktionellen Anpassung der Weichteile und Gelenkstrukturen kommt (Wichelhaus et al. 1998).

Die Problematik der Therapie liegt zum einen in der anatomisch bedingten Schwierigkeit, die Frakturfragmente wieder exakt zu repositionieren und zu fixieren und somit eine Heilung in korrekter Position zu erlangen, zum anderen ist eine möglichst baldige Wiederherstellung der Gelenkfunktion über frühzeitige Bewegungstherapie wünschenswert (Hirschfelder et al. 1987).

Als Entscheidungshilfe für die Art der Therapiemethode können die Lokalisation der Fraktur, das Ausmaß und die Richtung der Dislokation des frakturierten Segments, begleitende Verletzungen, der Gesundheitszustand, das Alter des Patienten sowie die Erfahrung des Behandlers herangezogen werden (Villarreal et al. 2004). Aufgrund der schweren Zugänglichkeit des Kiefergelenks werden Frakturen im Bereich des Gelenkhalses im Gegensatz zu anderen gelenknahen Frakturen des Körpers regelmäßig nicht operiert. Das Alter des Patienten betreffend, wird bei Heranwachsenden aufgrund des Wachstumspotentials des Kondylus eine rein funktionelle Therapie mit funktionskieferorthopädischen Geräten favorisiert (Kahl und Gerlach 1990; Eckelt 2000). Diese sollten jedoch nur bei entsprechender Compliance der Patienten eingesetzt werden. Bei Erwachsenen existiert keine Therapie der Wahl. Es kann rein funktionell, nicht chirurgisch mittels MMF oder operativ über eine Fixation mit Osteosyntheseplatten oder anderen Materialien vorgegangen werden (Rahn et al. 1989).

1.2.1 Operative Therapie

Die operative Therapie bedeutet in erster Linie eine exakte Repositionierung des kleinen Fragments mit zeitgleicher Retention und Fixation mittels funktionsstabiler Osteosynthese. Aufgrund schwerer Zugänglichkeit des Gelenkfortsatzes und damit verbundener Verletzungsgefahr des N. facialis sowie schwieriger Reponierung der Fragmente, kann von einem anspruchsvollen Eingriff gesprochen werden (Eckelt 2000). Ein chirurgischer Eingriff ist vor allem indiziert bei Gelenkfortsatzbasisfrakturen, bei dislozierten Frakturen ohne Fragmentkontakt, stark dislozierten Luxationsfrakturen, sowie diakapitulären Frakturen mit einem Verlust an vertikaler Höhe des aufsteigenden Unterkieferastes und funktioneller Beeinträchtigung (Baker et al. 1998; Bos et al. 1999; Santler et al. 1999; Eckelt 2000). Das eigentliche Behandlungsziel ist wie auch bei der nicht operativen Therapie eine schnelle Wiederherstellung der Funktion des Kiefergelenks. Im Idealfall soll die prätraumatische Anatomie wiederhergestellt werden (Rasse 2000). Es werden präaurikuläre, retro- und submandibuläre sowie intraorale Zugänge beschrieben. An der Klinik für Mund-, Kiefer- und Gesichtschirurgie der Universität Freiburg wird ein endoskopisch gestütztes operatives Vorgehen favorisiert. Unter Verwendung eines speziellen Endoskops wird die Fixation des Osteosynthesematerials über einen transoralen Zugang erleichtert (Schmelzeisen et al. 1998). Eine hierzu im Jahr 2002 veröffentlichte Studie zeigt, dass über einen intraoralen Zugang mithilfe eines Endoskops eine bessere Übersicht im Operationsfeld erreicht werden kann. Das Risiko einer Verletzung des N. facialis und sichtbare Narben können im Gegensatz zu extraoralen Zugängen durch diese minimal invasive Technik vermieden werden (Schön et al. 2002).

1.2.2 Nicht operative Therapie

Das Behandlungsziel der nicht operativen Therapie ist die Einstellung einer ungestörten Okklusion, eine intakte Gelenkfunktion mit regelrechter Mundöffnung, Protrusions- und Laterotrusionsbewegung und geraden Mundöffnungsbewegungen. Auf eine Phase der Immobilisation folgt die Wiederherstellung der Funktion durch Anpassungs- und Umbauvorgänge (Kahl und Gerlach 1990; Horch 2006). Es wird bewusst auf eine anatomische Reposition verzichtet. Bei der Immobilisation ist darauf zu achten, dass das Kiefergelenk möglichst bald mobilisiert wird, um eine Ankylosierung mit konsekutiver Einschränkung der Mundöffnung zu vermeiden (Eckelt 2000).
Es besteht eine strenge Indikationsstellung. Während bei (dislozierten) Gelenkhals- und Gelenkfortsatzbasisfrakturen ein operatives Vorgehen indiziert ist, wird bei nicht dislozierten und hohen intrakapsulären Kollumfrakturen (Kapitulumfrakturen) der nicht operativen Therapie der Vorzug gewährt (Girthofer und Göz 2002; Schön et al. 2002). Viele Autoren stimmen in der Tatsache überein, dass eine Wiedererlangung der Kiefergelenkfunktion besonders bei Kindern und Jugendlichen durch

unterschiedliche nicht chirurgische Behandlungsmethoden erreicht wird (Spitzer und Zschiesche 1986; Kahl und Gerlach 1990; Girthofer und Göz 2002; Eckelt et al. 2006). Der Grund für die Wahl der nicht operativen Therapie bei Kindern bis zum achten Lebensjahr ist das hohe Wachstumspotential der Knochenstrukturen. Es kann zu einer Resorption des dislozierten Köpfchens kommen sowie zu einer Remodellierung im Bereich des Gelenkfortsatzes (Lindahl und Hollender 1977; Amaratunga 1988; Gundlach et al. 1991; Kahl-Nieke und Fischbach 1995). Lindahl und Hollender sowie Lund geben resorptive Vorgänge und appositionelles Wachstum am Knochen als verantwortliche Parameter für den Remodellierungsprozess an (Lund 1974; Lindahl und Hollender 1977). Nach Gundlach können Kinder bis zum achten Lebensjahr einen vollständig neuen Kondylus bilden (Gundlach et al. 1991). Dies stellten ebenso Kahl-Nieke und Fischbach fest, postulierten aber, dass die Frakturlokalisation den entscheidenden Einfluss auf die Prognose hat (Kahl-Nieke und Fischbach 1995). Remodellierung gelingt besser bei gering dislozierten und hohen Frakturen aber auch bei exakt repositionierten Fragmenten. Somit kann der Begriff der Remodellierung nicht auf die nicht chirurgische Therapie allein beschränkt werden (Rasse 2000).

1.2.2.1 Mandibulomaxilläre Fixation

Unter den nicht operativen Therapiemethoden unterscheidet man eine MMF durch eine Drahtschiene nach Schuchardt, eine Drahtbogenschiene oder eine modifizierte Form der MMF durch Minihäkchen von einer Immobilisation mit Gummizügen, Nachbehandlung mit Physiotherapie und / oder Funktionskieferorthopädie. Bei der MMF mit Minihäkchen werden mit Minischrauben vorgefertigte Minihäkchen in die Spina nasalis und Protuberantia mentalis subperiostal fixiert und perforieren nach vestibulär zur Anbringung von Gummizügen (Otten 1981). Besonders geeignet sind sie für Prothesenträger sowie im Wechsel- und Lückengebiss (Abbildung 4 bis 6).

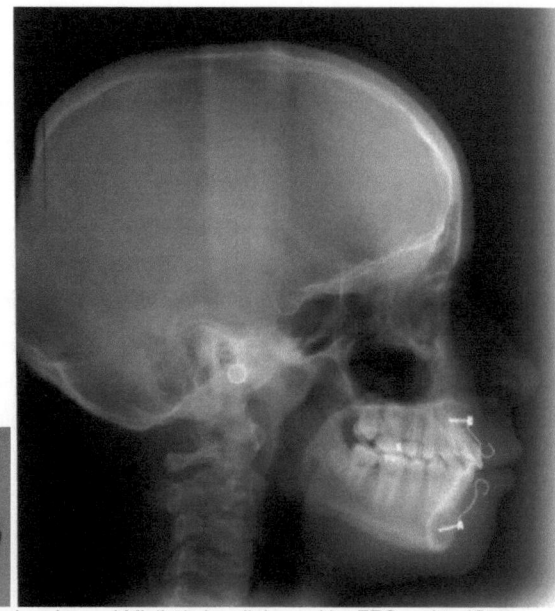

Abb. 4 und 5: Osteosyntheseschraube und Minihäkchen links und im FRS rechts (Otten 1981)

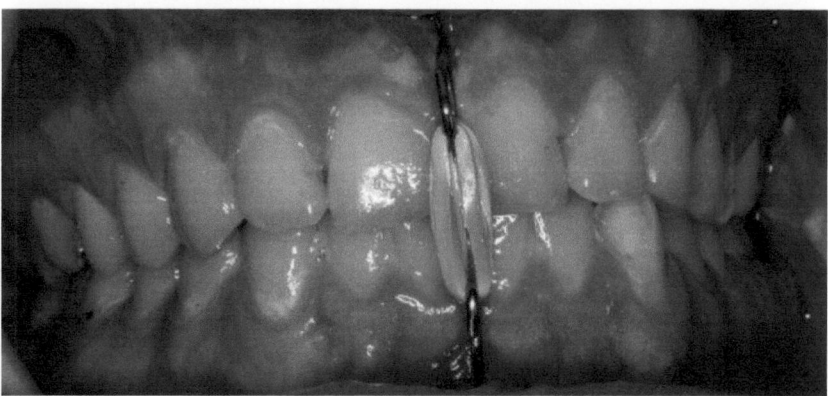

Abb. 6: Über einen Gummizug verbundene intraoral fixierte Minihäkchen

Die Dauer dieser nicht operativen Therapie kann von der Lokalisation der Fraktur und dem Dislokationsgrad abhängen. Bei dem Ziel einer funktionellen Adaptation wird eine frühzeitige Mobilisation angestrebt. Rasse schlägt bei Luxationsfrakturen oder Kapitulumfrakturen aufgrund einer Ankylosegefahr eine Immobilisation nicht länger als zwei Wochen vor (Rasse 2000). Primär soll in diesem Zeitraum durch eine MMF eine initiale Schmerzlinderung erfolgen.

1.2.3 Funktionelle Therapie

An die Phase der Ruhigstellung kann sich sowohl bei operativer als auch bei nicht operativer Therapie eine funktionelle Therapie mit Hilfe eines funktionskieferorthopädischen Gerätes und eine manuelle Therapie anschließen. Bei rein funktioneller Behandlung wird auf eine Immobilisation verzichtet. Parallel dazu kann der Patient eigenständig Dehnungs-, Mundöffnungs- und Lateralbewegungen des Unterkiefers vor dem Spiegel durchführen (Kirchner 1955). Spatelübungen oder Übungen mit Hilfe eines Kieferdehngerätes können ebenfalls in die Rehabilitationsphase integriert werden (Jeckel et al. 1988).

Die Funktionskieferorthopädie ist eine Behandlungsmethode innerhalb der Kieferorthopädie, bei der mittels speziellen Geräten die natürlichen Muskelkräfte (Kau-, Wangen- und Zungenmuskulatur) zum Zwecke eines funktionellen Reizes aktiviert werden. Traumatisch bedingte Funktionsstörungen werden durch Normalisierung muskulärer Fehlfunktionen korrigiert (Schwenzer und Ehrenfeld 2002). Für die Rehabilitation nach Gelenkfortsatzfrakturen finden unterschiedliche Behandlungstechniken Anwendung. Hierzu gehören manuelle Dehnübungen mit Holzspateln bei zu geringer Mundöffnung (Walker 1994), ein kontinuierlich-dynamisches Kieferdehngerät (Jeckel et al. 1988), der Bionator (Sahm und Witt 1989) und der Aktivator nach Andresen und Häupl (Andresen und Häupl 1936) als starre Geräte, der Kinetor nach Stockfisch als elastischer Aktivator (Stockfisch 1984) und schließlich der Federaktivator nach Sander (Sander 1989a), mit dem in den Abteilungen für Mund-, Kiefer- und Gesichtschirugie und Kieferorthopädie der Universitätsklinik Freiburg funktionell nachbehandelt wird. Allen Geräten gemeinsam ist, dass sie lose im Mund liegen, um eine Reparatur der Hart- und Weichgewebsanteile des traumatisierten Kiefergelenks zu stimulieren (Kahl-Nieke und Fischbach 1995). Hinzu kommt die rein funktionelle Therapie mit kieferorthopädischen Geräten (Kahl und Gerlach 1990).

Einleitung

1.2.3.1 Der Federaktivator nach Sander

Der von Sander im Jahre 1989 entwickelte Federaktivator (S1-Apparatur oder Sander 1) ist ein FKO-Gerät, das in der Therapie des offenen Bisses und der Kiefergelenkankylose, bei Gelenksymptomatiken und Mundöffnungsstörungen oder bei eingeschränkter Unterkiefermobiliät infolge Kiefergelenkfortsatzfrakturen eingesetzt wird (Wichelhaus 1989; Sander 1989b; Sander 1991; Wichelhaus et al. 1998; Sander 2008).

1.2.3.1.1 Beschreibung und Aufbau

Für die Herstellung der Apparatur in einem Fixator werden Modelle, ein Konstruktionsbiss, ein Situationsregistrat und die Angabe der maximalen Mundöffnung des Patienten benötigt (Sander et al. 2009). Der Unterkiefer wird durch den Konstruktionsbiss in der Vertikalen um sieben bis zehn Millimeter gesperrt (im Molarenbereich gemessen), um die Platzierung der Feder in ausreichender Kunststofffassung zu ermöglichen. Es erfolgt keine Vorverlagerung des Unterkiefers. Die skelettale Mitte wird eingestellt. Oftmals ist ein zweiter Konstruktionsbiss nötig, da die Beweglichkeit des Unterkiefers posttraumatisch sehr eingeschränkt ist.

Als Drahtelemente des Federaktivators sind zwei Labialbögen aus 0,8 mm hartem Stahldraht zu nennen, Dreiecksklammern oder einfache Ösenklammern, Adamsklammern, wahlweise ein Palatinalbügel sowie das funktionelle Hauptelement, eine 0,9 bis 1,1 mm starke geloopte Kobalt-Chrom-Feder. Die Schlaufe der Feder soll mesial der Molarenregion angebracht werden, die Feder soll nach distal hin offen sein und die S-förmigen Retentionen sollen so weit wie möglich im distalen Bereich der Kunststoffsegmente verankert werden. Entsprechend dem Sicherheitsnadelprinzip muss der Draht so gebogen werden, dass beim Zubeißen mit dem Federaktivator im Mund Drahtmaterial in den Loop eingedreht wird. Es ergibt sich eine dauerhafte Rückstellungstendenz und -kraft, wenn sich die Schlaufe bei Spannung schließt und die erwünschte Wirkung bei Öffnung der Schlaufe entfaltet (Frass 2008) (siehe Abbildung 7).

Einleitung

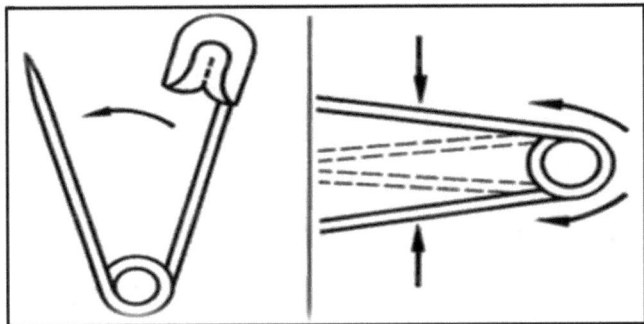

Abb. 7: Sicherheitsnadelprinzip einer Feder mit Einfachloop

Die Kunststoffsegmente sind im Seitenzahnbereich nur über die Spezialfeder miteinander verbunden und nicht wie beim Aktivator nach Andresen und Häupl über intermaxillären Kunststoff. Der Kunststoff im Oberkiefer beginnt distal der Eckzähne und enthält Aufbisse mit einer Stärke von 1,5 bis 2 mm. Im Unterkiefer liegt das Kunststoffsegment okklusal und lingual den Zähnen durchgängig an. Die Abbildungen 8 bis 12 zeigen den Federaktivator aus extra- und intraoraler Sicht.

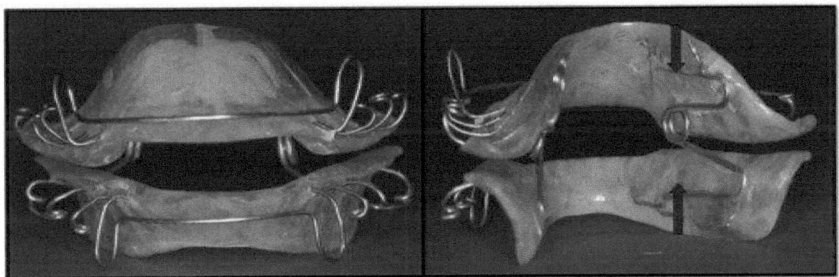

Abb. 8 und 9: Der Federaktivator in Front- (links) und Rückansicht (rechts)

Einleitung

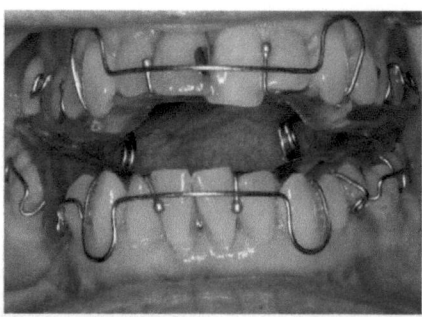
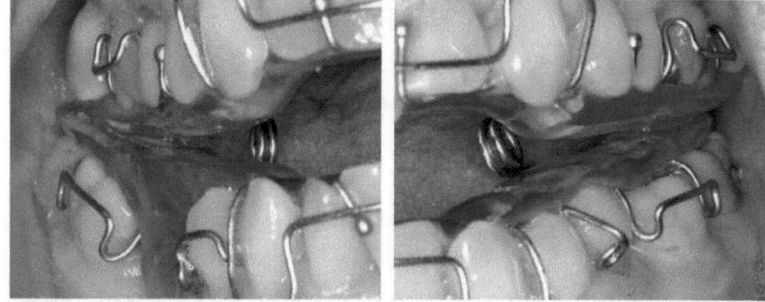

Abb. 10, 11 und 12: Darstellung des getragenen Federaktivators von frontal (oben), rechts (links unten) und links (rechts unten)

Bei Patienten mit Kiefergelenkankylose und Einschränkung der Mundöffnung unter 30 mm Schneidekantendistanz (SKD) kann eine geteilte S1-Apparatur, bei der Ober- und Unterkieferteil getrennt eingesetzt werden, zur Anwendung kommen. Die vom Patienten selbst einzusetzenden Federn kommen im Gegensatz zum konventionellen Gerät bukkal zu liegen. Bei Erreichen einer weiteren Mundöffnung, werden die vestibulären Anteile durch linguale Federn ersetzt (Sander et al. 2009).

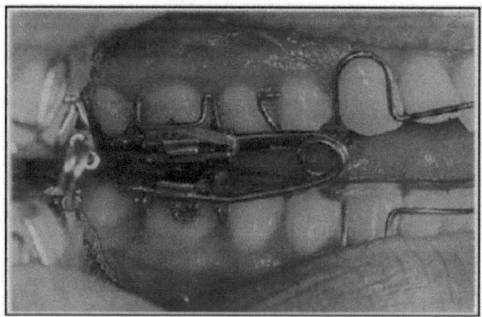

Abb. 13: Geteilte S1-Apparatur nach Sander

Einleitung

1.2.3.1.2 Wirkungsweise

Nach einer Kiefergelenkfortsatzfraktur kann es zu einer Unterbrechung der knöchernen beziehungsweise der gelenkigen Abstützung des Unterkiefers gegen die Schädelbasis kommen. Die unerwünschten Effekte auf den Unterkiefer direkt nach einem Frakturgeschehen demonstriert Abbildung 14.

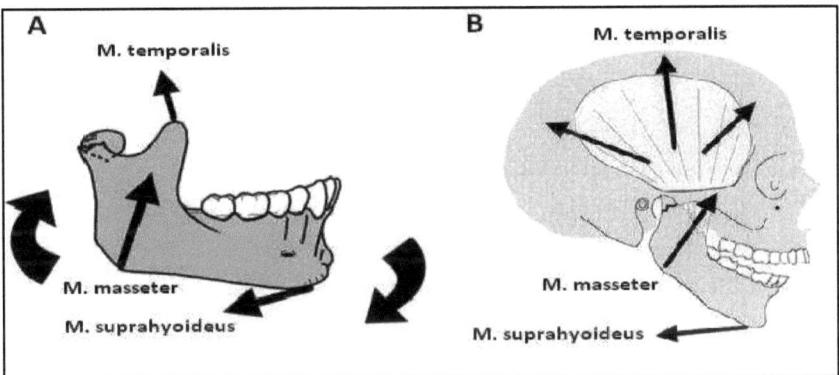

Abb. 14: Unterkiefer (A) und Schädel (B) von der Seite zeigen, dass bei einer Fraktur des Kondylus die Unterkieferelevatoren zusammen mit der suprahyoidalen Muskulatur zu einem Verlust der hinteren vertikalen Höhe führen (Ellis und Throckmorton 2005)

Über komplexe neuromuskuläre Anpassungsmechanismen der Kaumuskulatur kann eine regelrechte Verzahnung wiederhergestellt werden. Diese Anpassungsmechanismen variieren in ihrem Ausmaß und ihrer Effektivität interindividuell stark (Ellis und Throckmorton 2005). In der Therapie mit dem Federaktivator werden gezielt die muskulären Einflüsse auf die Kiefer ausgenutzt (Wichelhaus 1989). Er greift direkt in die skelettalen Strukturen ein und wirkt im Gegensatz zu anderen Aktivatoren über die genannten funktionellen Anpassungsmechanismen im Sinne einer gesteigerten neuromuskulären Aktivität (Sander 1989a; Wichelhaus 1989).

Die Untersuchungen von Sander zeigten, dass über die definierte distale Lage der Feder im Aktivator durch Belastung im Bereich der ersten bis zweiten Molaren sowohl eine Rotation des Unterkiefers gegen den Uhrzeigersinn als auch eine Distraktion im Gelenk erzielt werden (Sander 1989a; Sander 1991).

Um ein besseres Verständnis für die Wirkungsweise des Federaktivators zu bekommen, wird im Folgenden näher auf die Kinematik des Unterkiefers eingegangen. Sander wertete die Feststellungen, dass der Unterkiefer allein durch die Muskulatur geführt wird, aus. Der Unterkiefer kann bei Belastung als ein Hebel betrachtet werden, der - vernachlässigt man die übrigen Kaumuskeln - von der Masseterschlinge und vom M. temporalis bewegt wird. Sein Drehpunkt befindet sich jedoch nicht im Kiefergelenk sondern im Belastungszentrum. Dieses ist variabel und hat je nach Lage unterschiedlichen Einfluss auf das Drehmoment des Unterkiefers. Im Gegensatz hierzu sind der Muskelansatz des M. temporalis und der Musculi masseterici und pterygoidei mediales, sowie das Kiefergelenk anatomisch determiniert und unveränderlich (Ludwig 1976; Sander und Weinreich 1990). Das Drehmoment führt letztlich zu einer Distraktion der Kondylen, vorausgesetzt das Belastungszentrum kommt distal der ersten Molaren zu liegen. Hierbei überwiegt die Kraft des hinteren M. temporalis, während die Aktivität der Masseterschlinge und des M. temporalis anterior deutlich gesenkt wird (Triantafyllou 1992; Wichelhaus et al. 1998; Sander 2008). Abbildung 15 demonstriert die Einflüsse auf den Unterkiefer durch selektive Kontraktion des M. temporalis posterior.

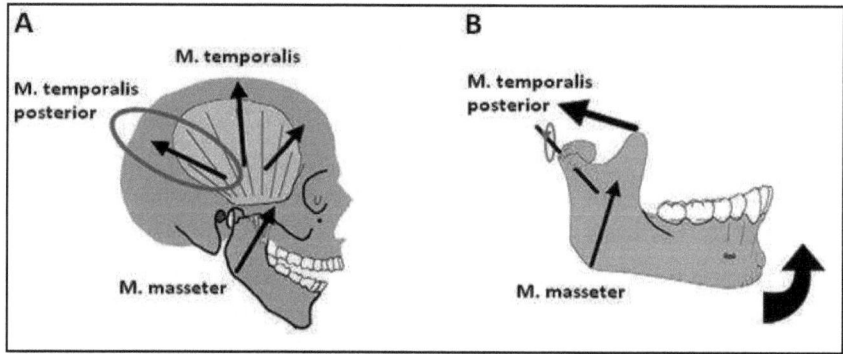

Abb. 15: Schädel (A) und Unterkiefer (B) von der Seite zeigen, dass eine selektive Kontraktion des M. temporalis posterior und geringere Aktivität der Masseterschlinge und der Elevatoren zu einer Bewegung des Unterkiefers gegen den Uhrzeigersinn führt (Ellis und Throckmorton 2005; Sander 2008).

Durch die Rotation des Unterkiefer nach anterior und kranial wird der Verkürzung des aufsteigenden Unterkieferastes und damit einer muskulären Verkürzung entgegengewirkt. Langfristig stabile Ergebnisse bei inital offenen Biss werden erreicht.

Bei Belastung weiter anterior kommt es durch eine Zunahme der Kraft der Masseter-Pterygoideus-Schlinge zu einer Kompression im Bereich des Kiefergelenks, die es bei Gelenkfrakturen zu vermeiden gilt (siehe Abbildungen 16 und 17).

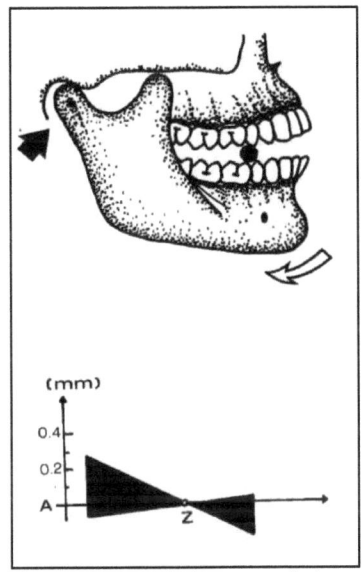

Abb. 16: Unterkieferbewegung bei Belastung im Prämolarenbereich (Ludwig 1976)

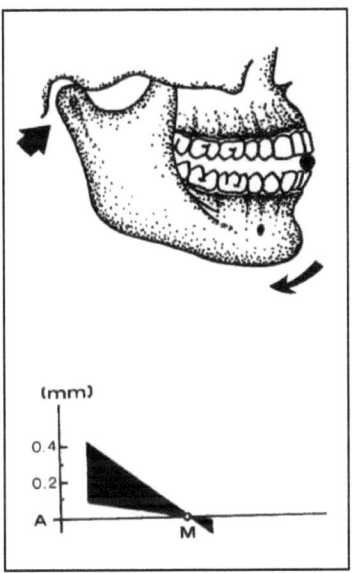

Abb. 17: Unterkieferbewegung bei Belastung im Frontzahnbereich (Ludwig 1976)

Die Temporaliskraft muss in einem gewissen Verhältnis zur Masseterkraft stehen, da die Masseter-Pterygoideus-Schlinge alleine keine Rotation gegen den Uhrzeigersinn bewirken kann. Es wird über eine Temporaliskraft berichtet, die 30 bis 50 % größer sein soll als die Masseter-Pterygoideus-Kraft (Schmuth 1994). Diese Wirkungsweise wird von mehreren Faktoren beeinflusst. Zum einen spielt der Abstand zwischen Muskelansatz und erwähntem Belastungsort eine wichtige Rolle, zum anderen aber auch die Zugrichtungen und Kräfte der Muskulatur.

Unter Berücksichtigung der genannten positiven Wirkungsweise des Federaktivators wird dieser nicht nur bei der Therapie des offenen Bisses oder einer Ankylose eingesetzt. Bei Patienten, deren Unterkiefermobilität durch eine Fraktur im Kiefergelenkbereich eingeschränkt ist, wird dem Federaktivator in der funktionellen Nachbehandlung eine große Bedeutung beigemessen. Ziel ist die Verbesserung bestenfalls die Wiederherstellung der ursprünglichen Unterkiefermobilität, sowie die Schließung eines traumatisch bedingt offenen Bisses (Wichelhaus et al. 1998). Durch die dynamische Wirkung der Feder als aktives Hypomochlion wird der Patient zum häufigeren Kauen angeregt (Sander 2008; Sander et al. 2009). Untersuchungen zeigten, dass bis zu 40.000 isotonische Kontraktionen am Tag erfolgen können (Sander 1990; Triantafyllou 1992). Das resultierende Muskeltraining und die Bewegungen des Gelenks sind gerade bei eingeschränkter Mundöffnung, welche häufig nach einer MMF oder Eingriffen am Kiefergelenk auftritt, erwünscht (Wichelhaus et al. 1998).

Aufgrund der unterschiedlichen Aktivitäten der Kaumuskulatur wird das Tragen des Federaktivators sowohl tagsüber als auch nachts empfohlen.

Eine vier- bis sechswöchentliche Kontrolle mit Nachaktivierung der Federn sollte durchgeführt werden. Bei jeder Nachaktivierung erfolgt ein Aufbiegen der Federn. Dadurch wird eine Tonuserhöhung des M. temporalis posterior erreicht (Wichelhaus et al.1998; Sander 2008).

1.3 Fragestellung

Nach Kiefergelenkfortsatzfrakturen kann es trotz der genannten Therapieformen zu Störungen in der Okklusion, zur Entstehung eines frontal oder seitlich offenen Bisses, Kiefergelenkbeschwerden, Mundöffnungseinschränkungen oder Mittellinienverschiebungen kommen. Diesen Problemen versucht man mit einer funktionellen Nachbehandlung mittels Federaktivator entgegenzutreten.

In der vorliegenden Arbeit sollen die Ergebnisse nach der Behandlung mit einem Federaktivator untersucht werden. Die Unterkiefermobilität, Okklusion, Kiefergelenkgeräusche sowie Schmerzen im Kiefergelenk und der Muskulatur wurden evaluiert. Außerdem wurden mit Hilfe von Fragebögen das Empfinden, die Zufriedenheit der Patienten sowie deren Mitarbeit dargestellt. Die funktionellen Ergebnisse wurden vergleichend nach der Ruhigstellungsphase, posttraumatisch und nach Federaktivatortherapie untersucht. Die Effektivität der funktionellen Nachbehandlung von Kiefergelenkfortsatzfrakturen mit dem Federaktivator sollte retrospektiv untersucht werden.

Folgende Fragestellungen wurden analysiert:

1. Führt die funktionelle Therapie mittels Federaktivator zu einer Verbesserung der Unterkiefermobilität?
2. Kann durch eine Federaktivatortherapie ein traumatisch bedingt offener Biss geschlossen werden?
3. Kann durch frühzeitige funktionelle Therapie mit dem Federaktivator auf eine MMF bei Kiefergelenkfortsatzfrakturen verzichtet werden?
4. Wie ist die Okklusion nach Federaktivatortherapie zu beurteilen?
5. Wie ist das Ausmaß an Kiefergelenkbeschwerden nach funktioneller Therapie mit dem Federaktivator?
6. Wie wurde subjektiv die Federaktivatorwirkung von den Patienten beschrieben?

2 Patienten und Methode

2.1 Patientengut

Im Zeitraum zwischen den Jahren 1999 und 2007 wurden an der Klinik für Mund-, Kiefer- und Gesichtschirurgie der Universitätsklinik Freiburg bei insgesamt 596 Patienten Kiefergelenkfortsatzfrakturen diagnostiziert. 60 Patienten wurden mit einem Federaktivator funktionell nachbehandelt. Im Rahmen der Nachuntersuchung wurden von diesen 60 Patienten 32 einer standardisierten Untersuchung unterzogen und Informationen über Mundöffnung und bestehende Okklusionsstörungen aus den Patientenakten der Abteilung für Kieferorthopädie der Universitätsklinik Freiburg entnommen. Von den 28 Patienten, die nicht zur Nachuntersuchung erschienen, wurden Daten aus weiteren 15 Patientenakten ausgewertet. Den verbliebenen 13 Akten konnten aufgrund mangelnder Dokumentation keine Informationen über Okklusion oder Mundöffnungsbewegungen entnommen werden.

2.2 Nachuntersuchtes Patientengut

Eine funktionelle Nachbehandlung mit dem Federaktivator erfolgte nur bei den Patienten, bei denen nach operativ versorgter Gelenkfortsatzfraktur, mandibulomaxillärer Fixation oder direkt nach dem Unfall ein offener Biss, Okklusionsstörungen oder eine zu geringe Mundöffnung vorlagen. Alle 60 Patienten wurden schriftlich zur Nachuntersuchung eingeladen. Außerdem wurde für eine genaue Terminvereinbarung telefonisch Kontakt mit ihnen aufgenommen. 53,3 % (32/60) der Patienten sind der Einladung nachgekommen. Die Patienten, die nicht zur Nachuntersuchung erschienen sind, konnten aufgrund einer Änderung der Adresse weder per Post noch telefonisch erreicht werden oder hatten kein Interesse, an dieser Nachuntersuchung teilzunehmen.

2.3 Methodik der Nachuntersuchung

Im Rahmen der vorliegenden Untersuchung wurden Fragebögen und Daten aus Patientenakten ausgewertet und standardisierte Untersuchungen durchgeführt. Genauere Informationen über die Frage- und Untersuchungsbögen können dem Anhang entnommen werden.

2.3.1 Angaben zu den Patienten

Allgemeine Daten wie Geburtsdatum und Geschlecht wurden erhoben. Den Krankenakten wurden Informationen über Frakturverteilung und -lokalisation, Dislokation, Therapie, Alter zu Therapiebeginn und Therapiedauer entnommen.

2.3.2 Anamnestische Angaben der Patienten

Der allgemeine Gesundheitszustand der Patienten wurde erfragt. Einschränkungen in der Kaufunktion, bestehende Gesichtsschmerzen und eine gegebenenfalls daraus resultierende Einschränkung der Lebensqualität wurden protokolliert.

2.3.3 Klinischer Funktionsstatus nach den Bestimmungen der RDC/TMD

Die Research Diagnostic Criteria for Temporomandibular Disorders (RDC/TMD) wurden 1992 entwickelt (Dworkin und LeResche 1992). In der Beurteilung von Funktionsstörungen des Gelenks und der Kaumuskulatur erlangte das Diagnostik- und Klassifikationsschema auch in Deutschland vermehrt Beachtung (John et al. 2007; Hirsch et al. 2008; Schmitter et al. 2008; Reissmann et al. 2009) und hat sich auch in der Nachuntersuchung von Gelenkfrakturen etabliert (Jensen et al. 2006; Veras et al. 2007). Es ermöglicht eine Klassifizierung der verschiedenen klinischen Befunde und subjektiven Empfindungen zur differentialdiagnostischen Abgrenzung von muskulären Beschwerden und Kiefergelenkfunktionsstörungen. Neben der klinischen Untersuchung werden psychosoziale Aspekte als Folge der Erkrankung berücksichtigt.

Patienten und Methode

2.3.3.1 Funktionelle Beeinträchtigungen des Unterkiefers bei unterschiedlichen Aktivitäten

Beschwerden bei Aktivitäten, die eine Einschränkung oder Behinderung der Unterkieferfunktion hervorrufen, wurden erfasst. Diese beinhalteten allgemeine Körperbewegungen, Essen von harten und weichen Speisen, Trinken, Lachen, Gähnen, sexuelle Aktivitäten, Reinigung der Zähne, Schlucken, Sprechen und Gesichtsausdruck.

2.3.3.2 Graduierung chronischer Schmerzen (GCS) nach von Korff

Der Graded Chronic Pain Status (GCPS) und seine deutsche Fassung (GCPS-D) haben sich als ein probates Mittel zur Erfassung schmerzbedingter Beeinträchtigungen erwiesen und sind Bestandteil der vom Arbeitskreis für Mund- und Gesichtsschmerzen (Deutsche Gesellschaft zum Studium des Schmerzes) entwickelten Empfehlungen zur standardisierten Diagnostik und Klassifikation von Patienten mit Schmerzen im Bereich der Kaumuskulatur und der Kiefergelenke (von Korff et al. 1992; Strub und Türp 1994; Smith et al. 1997; Türp et al. 2000). Auch zur Überprüfung von Behandlungsergebnissen werden sie als ein valides Instrument angesehen (Türp et al. 2000). Das Graduierungssystem basiert auf den Angaben der Patienten über Schmerzintensität, -dauer und Beeinträchtigung bei alltäglichen Aktivitäten in den letzten sechs Monaten (von Korff et al. 1990). Anamnestische Angaben der Patienten sowie Aussagen über aktuell oder ehemals bestehende chronische Schmerzen im Gesichtsbereich wurden ausgewertet und folgende Informationen wurden erfasst:

- Stärke der Gesichtsschmerzen zum Zeitpunkt der Untersuchung
- Intensität der stärksten Schmerzen in den letzten sechs Monaten
- Durchschnittliche Schmerzintensität in den letzten sechs Monaten
- Anzahl der Tage, an denen der Patient seinen alltäglichen Aktivitäten in den vergangenen sechs Monaten nicht nachgehen konnte
- Beeinflussung in der Ausübung der täglichen Aktivitäten in den letzten sechs Monaten
- Beeinträchtigung des Familienlebens und der Freizeitaktivitäten
- Beeinträchtigung der (Haus-)Arbeit in den vergangenen sechs Monaten

Die Intensität und die Beeinträchtigung durch Schmerzen wurden in Form einer elfstufigen numerischen Rating Skala (NRS) angegeben, die eine Einschätzung der aktuellen Schmerzsituation des Betroffenen erlaubt (Jensen et al. 1986).
Die Auswertung erfolgte wie im Folgenden geschildert:

1. Ermittlung der Beeinträchtigungspunkte (BP)
a) Anzahl der Tage

Die Anzahl der Tage, an denen der Patient seinen alltäglichen Aktivtäten in den vergangenen sechs Monaten aufgrund der Schmerzen im Gesichtsbereich nicht nachgehen konnte (siehe Frage 4), wurde in Beeinträchtigungspunkte umgerechnet. (Tabelle 2)

Anzahl der Tage ____ Tage x 2 = ____ Tage

Tab. 2: Ermittlung der Beeinträchtigungspunkte

0 – 6 Tage	0 BP
7 – 14 Tage	1 BP
15 – 30 Tage	2 BP
> 30 Tage	3 BP

b) Subjektive Beeinträchtigung

Die Werte aus den Fragen 5 bis 7 wurden addiert, danach durch drei dividiert und mit 10 multipliziert. Man erhielt einen Wert zwischen 0 und 100. Dieser Wert wurde entsprechend Tabelle 3 in Punkte umgerechnet.
Fragen 5, 6 und 7: (___+___+___) / 3 x 10 = ___Punkte

Tab. 3: Ermittlung der Beeinträchtigungspunkte

0 – 20	0 Punkte
30 – 49	1 Punkt
50 - 69	2 Punkte
≥ 70	3 Punkte

2. Bei weniger als drei Beeinträchtigungspunkten insgesamt wurde die Schmerzintensität (SI) bestimmt:

Die Werte aus Frage 1 bis 3 wurden addiert, durch drei dividiert und mit 10 multipliziert. Man bekam einen Wert zwischen 0 und 100.

Fragen 1 bis 3: (____+____+____) / 3 x 10 = ____ SI

Je nach Schmerzintensität (< 50 oder > 50) und Anzahl an Beeinträchtigungspunkten erfolgte nach von Korff eine Graduierung chronischer Schmerzen. Allgemein wurden vier Schweregrade unterschieden: Grad I und II stehen für funktionalen chronischen Schmerz, Grad III und IV für dysfunktionalen chronischen Schmerz. Die Gradeinteilung korreliert mit unterschiedlich großem Ausmaß an Beeinträchtigung (Tabelle 4) (von Korff et al. 1990).

Tab. 4: Graduierung chronischer Schmerzen nach von Korff (von Korff et al.1990)

Stadieneinteilung	Definition	Klinische Interpretation
Keine Beeinträchtigung		
Grad 0	Keine Schmerzen in den letzten sechs Monaten	Keine oder vernachlässigbar geringe Schmerzintensität
Geringe Beeinträchtigung		
Grad I: geringe Schmerzintensität	< 3 Beeinträchtigungspunkte und Schmerzintensität < 50	Funktionaler chronischer Schmerz
Grad II: hohe Schmerzintensität	< 3 Beeinträchtigungspunkte und Schmerzintensität ≥ 50	
Starke Beeinträchtigung		
Grad III: mäßige Einschränkung	3-4 Beeinträchtigungspunkte unabhängig von der Schmerzintensität	Dysfunktionaler chronischer Schmerz
Grad IV: starke Einschränkung	5-6 Beeinträchtigungspunkte unabhängig von der Schmerzintensität	

2.3.3.3 Klinische Untersuchung

Die klinische Untersuchung der Patienten erfolgte nach den RDC/TMD.
Alle Patienten wurden von ein und demselben Untersucher begutachtet, um interindividuelle Differenzen in der Bewertung der Ergebnisse auszuschließen. Verbesserte Voraussetzungen für eine korrekte Durchführung der klinischen Untersuchung wurden durch ein Training und eine Kalibrierung des Untersuchers vor Beginn der vorliegenden Studie gesetzt. Auf diese Weise kann eine höhere Reliabilität der Messungen gewährleistet werden (John und Zwijnenburg 2001; Schmitter et al. 2005; List et al. 2006).
Zu Beginn wurde der Patient nach Gesichtsschmerzen gefragt. Dieser sollte auf die schmerzende Stelle - falls vorhanden - zeigen.

Mundöffnungsbewegung: Der Verlauf der Mundöffnungsbewegung wurde von vorne mit Hilfe eines Lineals betrachtet. Der Patient sollte den Mund langsam öffnen. Abweichungen in der Öffnungsbewegung von der Gesichtsmitte wurden vermerkt. Man unterschied eine gerade Öffnungsbewegung von einer Deviation (= korrigierte Seitabweichung) und einer Deflexion (= unkorrigierte Seitabweichung) nach rechts oder links.

Vertikaler Bewegungsablauf: Die Messungen der Unterkieferbewegungen wurden mit einem starren Lineal durchgeführt. Die interinzisale Distanz lässt sich in den meisten Fällen durch mehrmaliges Wiederholen der Mundöffnung steigern (Dworkin und LeResche 1992). Demnach wurde in der eigenen Untersuchung der Patient aufgefordert, dreimal hintereinander den Mund maximal zu öffnen. Es wurde die Schneidekantendistanz bei der aktiven maximalen Mundöffnung ohne Schmerzen, sowie bei der aktiven und passiven maximalen Öffnung gemessen und dabei nach Schmerzen im Bereich der Muskulatur beziehungsweise der Kiefergelenke gefragt. Zu der maximalen Schneidekantendistanz wurde der vertikale Überbiss summiert und als maximale Mundöffnung registriert (Türp et al. 2000).

Der vertikale Überbiss sowie die sagittale Frontzahnstufe wurden gemessen. Bei positivem Overbite wurde dieser zu der gemessenen maximalen SKD addiert beziehungsweise bei einem frontoffenem Biss subtrahiert. Als Referenz nahm man den weiter vertikal gelegenen Oberkieferschneidezahn und den unteren Antagonisten.

Kiefergelenkgeräusche: Bei der palpatorischen und akustischen Untersuchung der Kiefergelenke wurden während der Öffnungs- und Schließbewegung und bei Lateral- und Protrusionsbewegungen des Unterkiefers auftretende Gelenkgeräusche vom Untersucher beurteilt und dokumentiert. Es wurde zwischen einem Knacken, einem groben und einem feinen Reiben unterschieden. Außerdem wurde notiert, ob in protrudierter Unterkieferposition weiterhin ein Knacken bei der Mundöffnung auftrat. Der Test wurde als positiv gewertet, wenn bei mindestens zwei von drei Bewegungsabläufen das Gelenkgeräusch auftrat.

Befunde in der Transversalen und Sagittalen: Die Bewegungen in transversaler Richtung, das heißt Laterotrusionsbewegungen nach rechts und links wie auch Protrusionsbewegungen in der Sagittalen, wurden gemessen. Um die genaue Protrusionsstrecke zu ermitteln, addierte man bei der Auswertung die sagittale Frontzahnstufe des Patienten zum gemessenen Wert. Hierbei auftretende Muskel- oder Gelenkschmerzen wurden erfasst. Sofern eine Mittellinienverschiebung vorlag, wurde diese ebenfalls notiert.

Schmerzen im Bereich der Kaumuskulatur und den Kiefergelenken:
<u>Palpatorische Befunde:</u> Es erfolgte eine extra- und intraorale Muskelpalpation sowie die Palpation der Kiefergelenke. Bei der Durchführung dieser Untersuchung sollte der Palpationsdruck für den M. temporalis und M. masseter 2 lbs (900 g) betragen. Der Fingerdruck für den retro- und submandibulären Bereich wie auch für die Gelenke und intraorale Muskulatur lag bei 1 lbs (450 g). Um ein Gefühl für den zu applizierenden Druck zu bekommen und reproduzierbare Ergebnisse zu erzielen, wurde mithilfe einer Briefwaage im Rahmen der Kalibrierung der Palpationsdruck eingestellt.
Die Schmerzintensität wurde in folgenden Intensitätsgraden angegeben: Grad 0 = kein Schmerz, Grad 1 = leichter Schmerz, Grad 2 = mäßiger Schmerz, Grad 3 = starker Schmerz.

- Lokalisation der Palpationsareale

a. <u>Palpation der extraoralen Muskelareale</u>

→ **M. temporalis posterior**
Hinter bis oberhalb des Ohrs

→ **M. temporalis medialis**

In der Vertiefung ca. 2 cm lateral des seitlichen Randes der Augenbrauen

→ **M. temporalis anterior**

Über der Fossa infratemporalis, oberhalb des Proc. zygomaticus

→ **M. masseter – Ursprung**

Beginnend etwa 1 cm anterior des Kiefergelenks entlang des unteren Randes des Arcus zygomaticus bis zum vorderen Rand des M. masseter

→ **M. masseter – Bauch**

Unterhalb des Arcus zygomaticus am vorderen Rand des M. masseter rückwärts zum Unterkiefewinkel auf einer zwei Finger breiten Fläche

→ **M. masseter – Ansatz**

Etwa 1 cm oberhalb und vor dem Unterkieferwinkel

→ **Regio retromandibularis**

Region zischen dem Ansatz des M. sternocleidomastoideus und dem Hinterrand des Unterkiefers. Der Patient sollte dabei den Kopf leicht nach hinten strecken

→ **Regio submandibularis** (= M. pterygoideus medialis, M. digastricus venter anterior, Mm. suprahyoidei) Der 2 cm vor dem Unterkieferwinkel liegende Bereich wurde palpiert. Schmerzen sollten zwischen muskulärem und nodulären Ursprung differenziert werden.

b. Palpation der Kiefergelenke

→ **Lateraler Kondylenpol**

Der Zeigefinger kam anterior des Tragus über dem Kiefergelenk zu liegen. Der Patient wurde aufgefordert, den Kiefer leicht zu öffnen, bis die Translationsbewegung des lateralen Pols des Kondylus nach vorne zu fühlen war

→ **Posteriorer Kondylenpol**

Vom Gehörgang ausgehend mit dem kleinen Finger zu palpieren. Die zu untersuchende Person wurde gebeten, den Kiefer leicht zu öffnen. Der Untersucher sollte die Kieferbewegungen fühlen können. Bei maximaler Okklusion wurde erst rechts, dann links Druck ausgeübt.

c. Intraorale Muskelpalpation

→ **M. pterygoideus lateralis**

Der Unterkiefer war leicht geöffnet. Während dieser in Richtung der zu untersuchenden Seite geschoben wurde, bewegte sich der Zeigefinger des Untersuchers lateral des Tuber maxillae nach hinten, oben und medial

→ **Temporalissehne**

Der Zeigefinger wurde im Anschluss an die Palpation des M. pterygoideus lateralis zur Seite in Richtung Processus coronoideus gedreht und entlang der vorderen Kante des Processus nach oben bewegt. Abgetastet wurde die oberste Stelle des Processus.

2.3.4 Dysfunktionsindex nach Helkimo

Der Dysfunktionsindex nach Helkimo findet zur Erfolgsbewertung nach Gelenkfortsatzfrakturen weit verbreitet Anwendung. Er eignet sich vor allem für Patienten mit kraniomandibulären Dysfunktionen ohne Kiefergelenkfraktur (Helkimo 1974) und wurde in diversen Studien zur Beurteilung des Therapieverlaufs und -ergebnisses nach Gelenkfortsatzfrakturen eingesetzt (Oikarinen et al. 1991; Umstadt et al. 2000; Neff et al. 2002; Hlawitschka et al. 2005; Rutges et al. 2007; Veras et al. 2007; Schneider et al. 2007; Schmelzeisen et al. 2009). Der Index wurde in der vorliegenden Studie in Anlehnung an die klinischen Befunde des Diagnostik- und Klassifikationsschemas, der RDC/TMD, erstellt. Für die Beurteilung der posttherapeutischen Befunde wurden fünf wichtige Kriterien berücksichtigt: die Gelenkfunktion, die Druckempfindlichkeit der Kaumuskulatur und der Kiefergelenke, Schmerzen bei Unterkieferbewegungen sowie die Unterkiefermobilität. Geräusche im Bereich des Kiefergelenks in Form von Knacken oder Reiben wurden über eine Palpation und Auskultation der Kiefergelenke registriert. Die Mobilität des Unterkiefers wurde über Unterkiefergrenzbewegungen in der Vertikalen und Horizontalen erfasst. Des Weiteren wurden Deviationen des Unterkiefers während Öffnungs- und Schließbewegungen registriert. Da das Untersuchungsschema des Helkimo-Indexes teilweise andere Palpationsstellen im Bereich der Kaumuskulatur vorsieht als das Manual der RDC/TMD, wurde der Dysfunktionsindex nach Helkimo modifiziert. Die Pars superficialis des M. masseter wurde ersetzt durch den Ursprung dieses Muskels und der tiefe Teil des Masseter durch den Masseterkörper.

Nach Summation der Einzelkriterien wurden die Patienten den Dysfunktionsklassen D 0 (keine Dysfunktion) bis D III (schwere Dysfunktion) zugeordnet. Das Modell des Dysfunktionsindexes (Di) wird nachstehend vorgestellt (Tabelle 5 - 10)

Tab. 5: Unterkieferbeweglichkeit

	Punkte
A. Maximale Mundöffnung	
≥ 40 mm	0
30 – 39 mm	1
< 30 mm	5
B. Maximale Lateralbewegung nach rechts	
≥ 7 mm	0
4 – 6 mm	1
0 – 3 mm	5
C. Maximale Lateralbewegung nach links	
≥ 7 mm	0
4 – 6 mm	1
0 – 3 mm	5
D. Maximale Protrusion	
≥ 7 mm	0
4 – 6 mm	1
0 – 3 mm	5

Zwischenauswertung Unterkiefermobilität, welche in den Gesamtscore eingeht:

Summe aus A, B, C und D (Punkte)	Wertung (Punkte)	Mobilität
0	0	Normal
1 – 4	1	Leichte Bewegungseinschränkung
5 – 20	5	Starke Bewegungseinschränkung

Tab. 6: Gelenkfunktion

	Punkte
Bewegung ohne Geräusche und Deviation (≤ 2 mm)	0
Geräusche in einem oder beiden Gelenken und / oder Deviationen (> 2 mm)	1
Sperre und Luxation des Gelenks beim Öffnen / Schließen	5

Tab. 7: Palpation der Kaumuskulatur

	Punkte
Keine Druckempfindlichkeit der Kaumuskeln	0
Druckempfindlichkeit an 1 – 3 Stellen	1
Druckempfindlichkeit an > 3 Stellen	5

Tab. 8: Palpation des Kiefergelenks

	Punkte
Keine Druckempfindlichkeit des Gelenks	0
Druckempfindlichkeit bei lateraler Palpation	1
Druckempfindlichkeit bei posteriorer Palpation	5

Tab. 9: Schmerzen bei Bewegungen des Unterkiefers

	Punkte
Schmerzfreie Bewegung	0
Schmerzen bei einer Bewegung	1
Schmerzen bei ≥ 2 Bewegungen	5

→ Summation der Punkte eines Patienten zu einem Gesamtergebnis:

Tab. 10: Auswertung des klinischen Helkimo-Indexes

Punkte	Klinischer Helkimo-Index	Dysfunktionsgruppe
0	**Di 0** klinisch symptomfrei	D 0
1 – 4	**Di 1** geringe Dysfunktion	D 1
5 – 9	**Di 2** mäßig Dysfunktion	D 2
10 – 13		D 3
15 – 17	**Di 3** schwere Dysfunktion	D 4
20 - 25		D 5

2.3.5 Angaben zum Federaktivator

Es wurde ein Fragebogen erstellt, der Angaben über die Mitarbeit der Patienten und allgemeine Auskünfte über den Federaktivator liefern sollte. Er informierte über die Tragehäufigkeit, den Zeitpunkt des Tragens und die Tragedauer des Federaktivators. Außerdem wurde nach etwaigen Reparaturen und den Tragekomfort des Geräts gefragt.

2.3.6 Statistische Ergebnisanalyse vor und nach Federaktivatortherapie

Um eine Aussage über die Wirkung des Federaktivators machen zu können, wurden unter Berücksichtigung einflussnehmender Faktoren Vergleiche zwischen Ausgangszustand und klinischer Situation nach funktioneller Therapie mit dem Federaktivator gezogen. Für verbundene Stichproben wurde ein T-Test mit Hilfe der Software SPSS 12.0 (SPSS Incorporated, IBM Company, Chicago, USA) durchgeführt. Als auf die Zielvariablen einflussnehmende Größen wurden folgende Parameter festgesetzt: Therapiebeginn, Frakturlokalisation (Kapitulum, Gelenkhals, Gelenkfortsatzbasis), Verlust an vertikaler Höhe des Kondylus, Primärtherapie (rein funktionell, MMF oder Versorgung mit Osteosyntheseplatten) und ein mögliches Vorliegen eines offenen Bisses. Zielvariablen waren die Verbesserung der Mundöffnung und Veränderung des offenen zu einem geschlossenen Biss. Ein P-Wert von kleiner als 0,05 wurde als signifikant betrachtet.

3 Ergebnisse

3.1 Angaben zu den Patienten

Das Durchschnittsalter der Patienten betrug zu Therapiebeginn 34 Jahre, der jüngste Patient war sechs Jahre, der älteste 79 Jahre. Unter ihnen waren 20 Frauen und 27 Männer. Eine einseitige Fraktur wiesen 20 (42,6 %) Patienten auf, 27 (57,4 %) eine beidseitige. Nach der Klassifikation der Frakturlokalisation nach Loukota (Loukota et al. 2005) verlief bei zwölf (25,5 %) Patienten die Frakturlinie auf Höhe des Kapitulums, bei 25 (53,2 %) lag eine Gelenkhalsfraktur vor und bei zehn (21,3 %) Patienten eine Gelenkfortsatzbasisfraktur (Abbildungen 18 und 19).

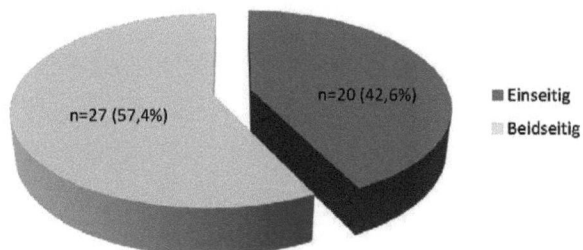

Abb. 18: Frakturverteilung bei n=47

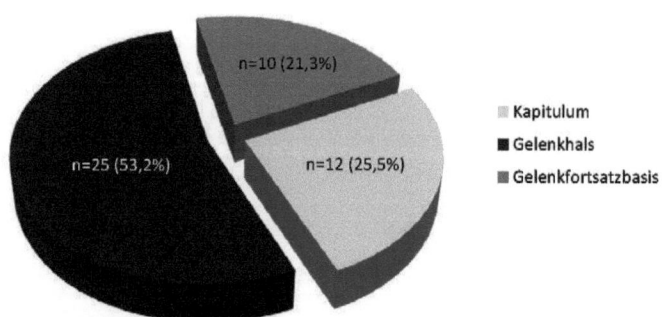

Abb. 19: Frakturlokalisation nach Loukota (Loukota et al. 2005) bei n=47

Ergebnisse

Von 47 Patienten zeigten 33 (70,2 %) neben einer Kiefergelenkfortsatzfraktur weitere Unterkieferfrakturen, 14 Patienten (29,8 %) hatten isolierte Frakturen (Abbildung 20).

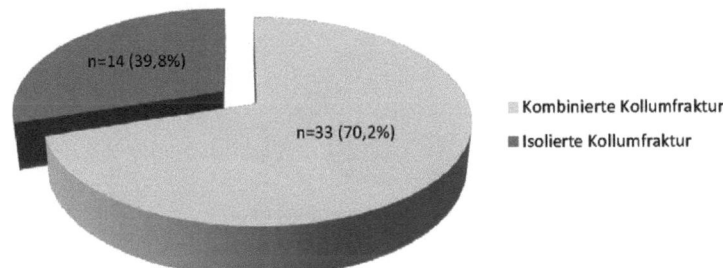

Abb. 20: Kollumfraktur in Kombination mit weiteren Unterkieferfrakturen (n=47)

Bei 19 (40 %) Patienten lagen unterschiedliche Dislokationsgrade und Luxationsbeteiligungen vor. Die Einteilung des Dislokationsgrades erfolgte nach der Klassifikation von Schwenzer und Ehrenfeld (Schwenzer und Ehrenfeld 2002) (Abbildungen 21 und 22).

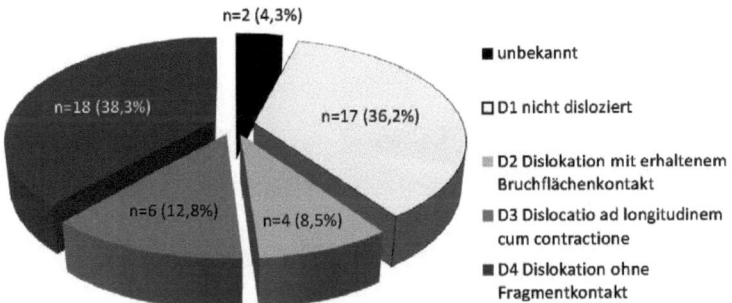

Abb. 21: Gradeinteilung der Fragmentdislokation (n=47) (Schwenzer und Ehrenfeld 2002)

Ergebnisse

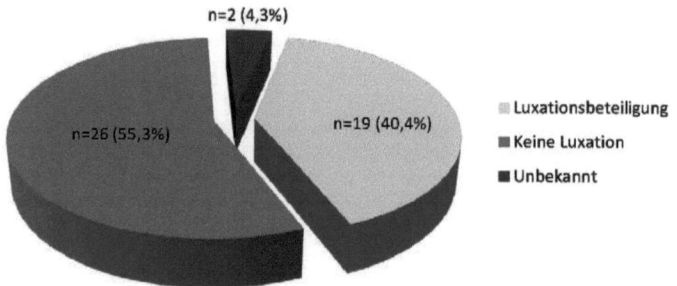

Abb. 22: Luxationsbeteiligung (n=47)

57,4 % (n=27) der Frakturen waren auf Verkehrsunfälle zurückzuführen, wovon 74,1 % (n=20) dieser Fälle auf Fahrradstürze fielen. 21,3 % (n=10) stürzten unter Alkoholeinfluss oder aus unbekannten Gründen. Bei 4,3 % (n=2) ereignete sich die Fraktur durch einen Sportunfall und bei 6,4 % (n=3) durch einen Arbeitsunfall. Nur eine Person berichtete über einen Rohheitsdelikt als Ursache. Bei 8,5 % (n=4) des Patientenkollektivs konnte die Frakturursache retrospektiv nicht exakt bestimmt werden (Abbildung 23).

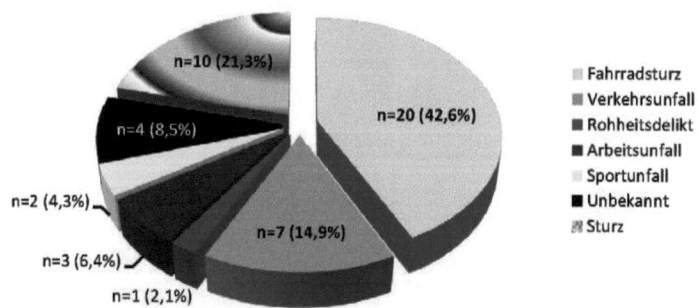

Abb. 23: Verteilung der Frakturursachen im Patientenkollektiv (n=47)

Bei der Therapie von Gelenkfortsatzfrakturen werden an der Klinik für Mund-, Kiefer- und Gesichtschirurgie in Freiburg unterschiedliche Behandlungsmethoden angewandt. Man unterscheidet eine rein funktionelle Therapie, eine MMF mit Hilfe von Minihäkchen oder einer Drahtbogenschiene, sowie eine Reposition der Frakturfragmente mit Miniplattenosteosynthese mit oder ohne MMF. Unter Berücksichtigung des Ausmaßes der Okklusionsstörung, dem Dislokationsgrad und

Ergebnisse

der Luxationsbeteiligung sowie unter Beachtung Unterkiefermehrfachfrakturen wird eine bestimmte Art der Therapie gewählt.

Bei insgesamt 14 Patienten mit isolierten Kapitulum- und Gelenkhalsfrakturen kamen entweder Minihäkchen (9/14) zum Einsatz oder es wurde rein funktionell ohne MMF (5/14) therapiert.

Unter den verbliebenen Gelenkhals- und Gelenkfortsatzbasisfrakturen kombiniert mit weiteren Unterkieferfrakturen (n=33) wurden 24,2 % (8/33) mit Hilfe eines endoskopisch gestützten Systems über einen intraoralen Zugang reponiert und mit Osteosyntheseplatten fixiert. Alle Begleitfrakturen wurden funktionsstabil osteosynthetisch behandelt. Bei 75,8 % (25/33) wurde eine MMF mit Drahtbogenschiene durchgeführt. Sobald der Federaktivator eingliederbar war, erfolgte die funktionelle Nachbehandlung. Abbildung 24 zeigt eine Übersicht der Patienten, die mit verschiedenen Methoden therapiert wurden.

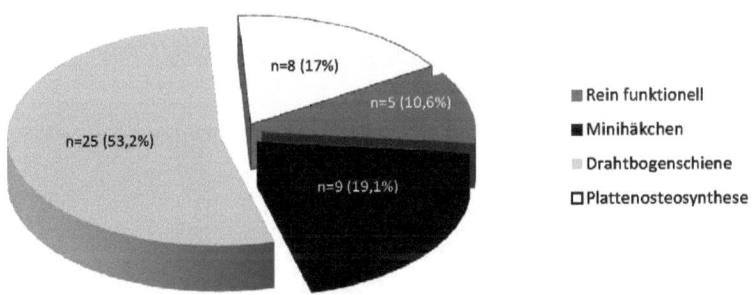

Abb. 24: Art der Therapie (n=47)

Da zum Einsetzen des Federaktivators etwa 25 mm Schneidekantendistanz benötigt werden, konnte bei den meisten Patienten das Gerät erst im Intervall nach Mundöffnungsübungen eingesetzt werden.

Die funktionelle Therapie nach Primärversorgung der Patienten erfolgte gemittelt nach 34 Tagen (SD 23,1). Die Therapiedauer mit dem Federaktivator betrug durchschnittlich sechs Monate (SD 48,4) und variierte je nach Ergebnis, Behandler und Patient.

Ergebnisse

3.2 Anamnestische Angaben der Patienten

Es konnten nicht alle Fragen in den Ergebnisteil einbezogen werden, da Teile der Bögen unvollständig ausgefüllt wurden. Demzufolge wurden die Ergebnisse folgendermaßen zusammengefasst: Der allgemeine Gesundheitszustand wurde von 34,4 % (11/32) der Patienten als sehr gut und von 53,1 % (17/32) als gut beurteilt. Abbildung 25 stellt dies dar.

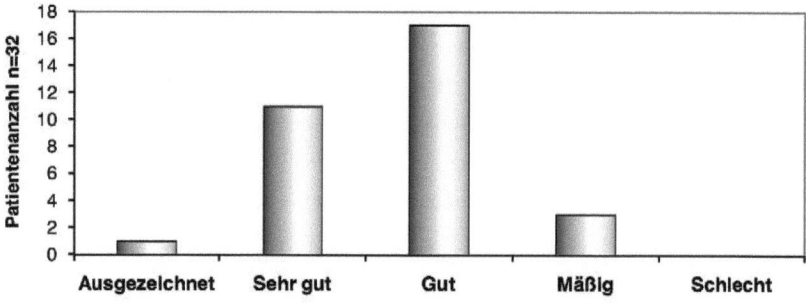

Abb. 25: Allgemeiner Gesundheitszustand der untersuchten Patienten (n=32)

Bezüglich ihrer Mundgesundheit, stuften 37,5 % (12/32) diese als gut ein, jeweils neun Patienten (28,1 %) als sehr gut oder mäßig (Abbildung 26).

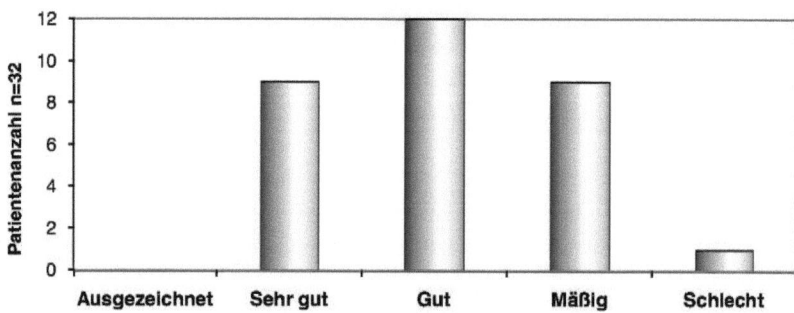

Abb. 26: Darstellung des allgemeinen Mundgesundheitszustandes der untersuchten Patienten (n=32)

75 % (24/32) der Patienten berichteten nach dem Frakturgeschehen über Beschwerden bei der Mundöffnung. Bei 68,8 % (22/32) der Patienten habe die Mundöffnungseinschränkung ihre Fähigkeit zu essen beeinflusst. Acht (25 %) Patienten hatten zu keiner Zeit Beschwerden.

Ergebnisse

Ein Kiefergelenkknacken wurde von 53,1 % (17/32) der Patienten berichtet, 40,6 % (13/32) nahmen keine Knackgeräusche im Gelenk wahr. Zwei wiederum äußerten sich dazu nicht.

Zum Zeitpunkt der Untersuchung berichteten 28,1 % (9/32) der Patienten über ein hypotones Muskelgefühl („Schlaffheit") oder ein Gefühl der Steifheit beim Bewegen des Unterkiefers. Die verbliebenen 71,9 % (23/32) waren beschwerdefrei.

Die Okklusion habe sich bei 34,4 % (11/32) der Patienten ungewohnt angefühlt, die übrigen Patienten empfanden ihre Okklusion als normal.

3.3 Klinischer Funktionsstatus nach den Bestimmungen der RDC/TMD

3.3.1 Funktionelle Beeinträchtigungen des Unterkiefers bei spezifischen Aktivitäten

Es wurde nach Einschränkungen in alltäglichen Aktivitäten gefragt. Auffallend war, dass das Essen von harten Speisen noch für 50 % (16/32) ein Problem darstellte. Die anderen Aktivitäten konnten von dem Großteil der Patienten normal durchgeführt werden. Abbildung 27 stellt eine Übersicht der Beeinflussung in alltäglichen Aktivitäten dar.

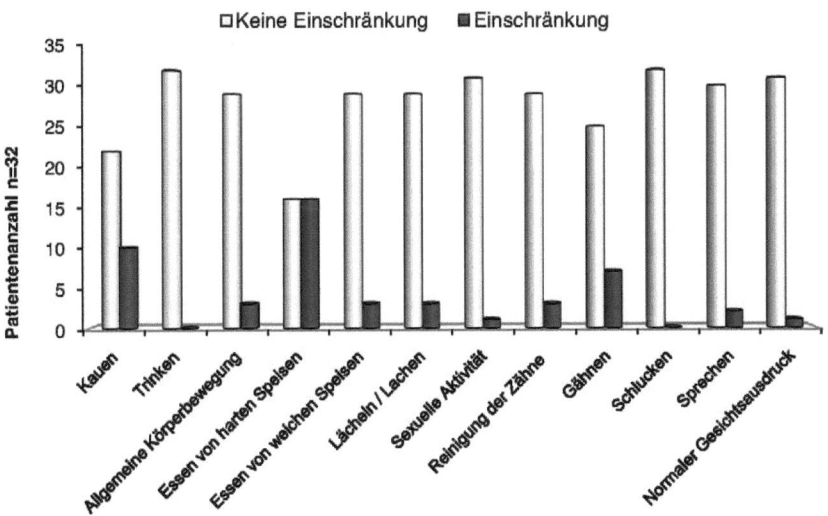

Abb. 27: Beeinflussung der alltäglichen Aktivitäten (n=32)

Ergebnisse

3.3.2 Subjektive Beurteilung der Schmerzen über Auswertung des GCPS nach von Korff

Das Schmerzgraduierungssystem informiert über die psychologische Beeinträchtigung und den Gesundheitszustand der Patienten (von Korff et al. 1990). Die Auswertung der berechneten Indizes zeigte, dass 34,4 % der Patienten (11/32) frei von chronischen Schmerzen waren und Grad 0 zuzuordnen waren. 53,1 % (17/32) waren in Grad I mit geringer Schmerzintensität und 7,6 % (2/32) in Grad II mit hoher Schmerzintensiät einzustufen. Weitere 7,6 % (2/32) gehörten Grad III mit dysfunktional chronischem Schmerz an. Grad IV war im untersuchten Kollektiv nicht vertreten (Abbildungen 28 und 29). Allgemein zeigten die Patienten, die vor Federaktivatortherapie operativ mittels Plattenosteosynthese versorgt wurden, höhere Schmerzintensitäten auf als die Patienten, die nicht chirurgisch behandelt wurden. So machten sie die Grad-3-Einteilung des Gesamtkollektivs aus (2/5) und waren in der Grad-0-Einstufung (0/5) nicht vertreten.

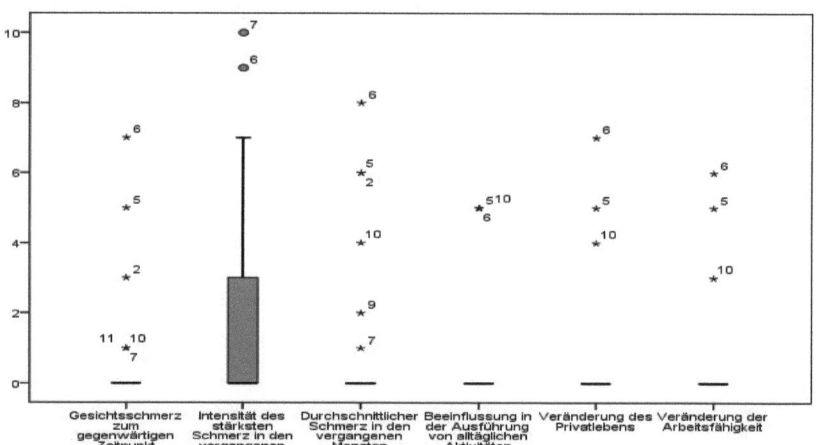

Abb. 28: Graded Chronic Pain Scale auf einer Skala von 0 bis 10 (Graduierung chronischer Schmerzen) (n=32)

Ergebnisse

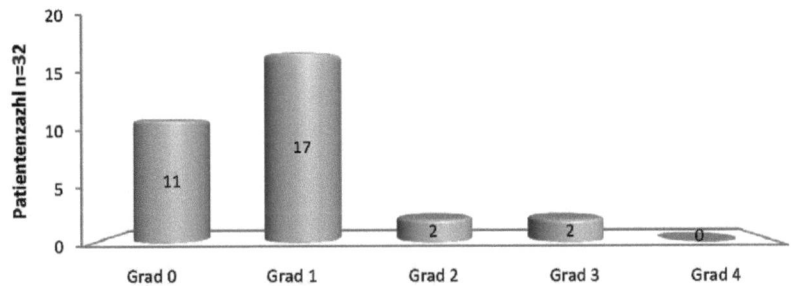

Abb. 29: Verteilung der Patienten nach Auswertung der *Graded Chronic Pain Scale* (n=32)

3.3.3 Klinisch funktionelle Einzelbefunde

Schmerzempfinden

Zu Beginn der Untersuchung wurden die Patienten über Schmerzempfindungen getrennt nach den Gesichtshälften befragt. Bei der Auswertung der Daten wurde jeweils die schmerzende Seite mit der Frakturseite verglichen. Unabhängig von der vorausgegangenen Primärtherapie berichteten 28,1 % (9/32) der Untersuchten über gelegentliche Missempfindungen auf der Frakturseite, die verbliebenen 71,9 % (23/32) empfanden gar keine Schmerzen im Gesichtsbereich (Abbildung 30).

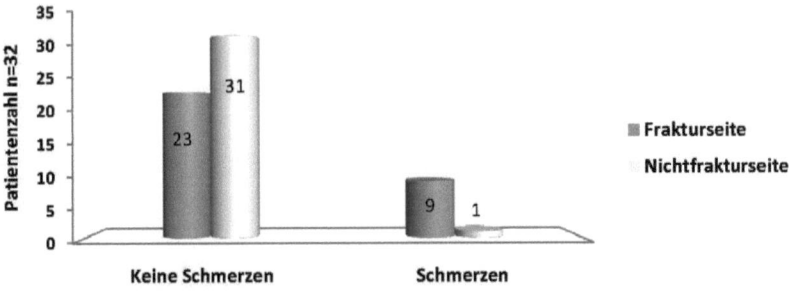

Abb. 30: Schmerzempfindungen getrennt nach den Gesichtshälften (n=32)

Schmerzlokalisation

Von den neun Patienten (28,1 %), die die schmerzende Stelle auf der Frakturseite angaben, war diese bei zwei Patienten im Kiefergelenk lokalisiert und bei sieben in der Muskulatur. Ein Patient mit einseitiger Fraktur berichtete über muskuläre Schmerzen auf beiden Seiten.

Mundöffnungsbewegung

Bei 78,1 % (25/32) der Patienten zeigte sich eine gerade Mundöffnungsbewegung. Eine Deviation wiesen 9,4 % (3/32), eine Deflexion 12,5 % (4/32) der Patienten auf. Bei den Patienten mit einseitig lokalisierter Fraktur wich der Unterkiefer während der Mundöffnungsbewegung zur Frakturseite hin ab. Bei den beidseitig frakturierten Patienten traten sowohl eine Deviation nach rechts sowie eine Deviation und Deflexion nach links auf (jeweils n=1). Ein anderer Bewegungstyp wurde nicht beobachtet (Tabelle 11).

Tab. 11: Verlauf der Mundöffnungsbewegung (n=32)

	Fraktur rechts	Fraktur links	Fraktur beidseitig	Gesamt
	% (n=10)	% (n=6)	% (n=16)	% (n=32)
Gerade	70 (7)	83,3 (5)	81,3 (13)	78,1 (25)
Deflexion nach rechts	20 (2)		6,3 (1)	9,4 (3)
Deviation nach rechts	10 (1)			6,2 (2)
Deflexion nach links			6,3 (1)	3,1 (1)
Deviation nach links		16,7 (1)	6,3 (1)	3,1 (1)
Andere				0 (0)

Unterkiefermobilität

- Bewegungen in der Vertikalen

Unterschieden wurde die Schneidekantendistanz der aktiven maximalen schmerzfreien Mundöffnung von der aktiven maximalen sowie der passiven maximalen Mundöffnung. Bei der schmerzfreien maximalen Mundöffnung betrug die Schneidekantendistanz gemittelt 45 mm, das Maximum lag bei 58 mm und das Minimum bei 18,5 mm. Der Mittelwert für die aktive maximale Mundöffnung lag bei 49 mm (Minimum: 20,5 mm, Maximum: 65 mm). Bei der passiven Mundöffnung ergab sich ein Mittelwert von 50 mm, mit einem Maximum von 65 mm und einem Minimum von 22,5 mm (Abbildung 31).

Bei den beiden zuletzt genannten Öffnungsbewegungen waren 65,6 % (21/32) der Patienten schmerzfrei, 25 % (8/32) erwähnten einseitige Schmerzen und 9,4 % (3/32) der Patienten berichteten über Schmerzen auf beiden Seiten.

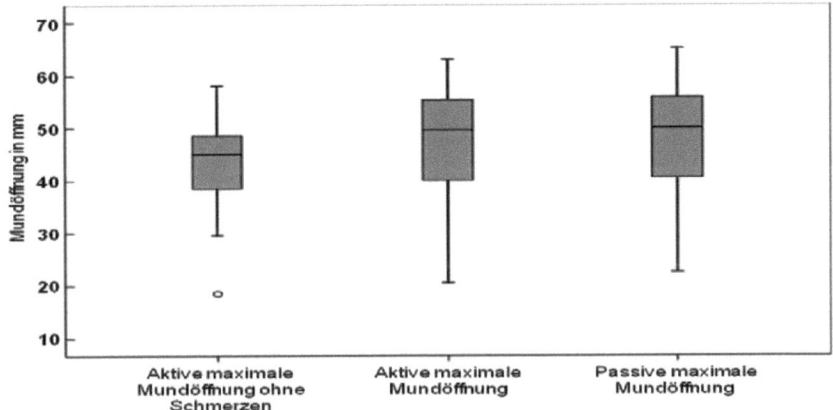

Abb. 31: Maximale Mundöffnung in mm (n=32)

- Bewegungen in der Transversalen

Bei den Unterkieferbewegungen nach lateral betrug der Mittelwert 10 mm. Das Minimum lag bei 1 mm, das Maximum bei 18 mm. Die Mediotrusionsbewegung für die Seite des frakturierten Kiefergelenks lag gemittelt bei 10 mm (Minimum: 1 mm, Maximum: 16 mm). Für die Seite des nicht frakturierten Kiefergelenks ergab sich eine mittlere Mediotrusionsstrecke von 12 mm (Minimum: 2 mm, Maximum: 18 mm). Abbildung 32 zeigt, dass bei einseitigen Frakturen die Lateralbewegungen zur Frakturseite hin besser möglich waren. Patienten mit beidseitiger Fraktur fiel es schwerer, Bewegungen zur Seite durchzuführen als Patienten mit einseitig lokalisierter Fraktur. Der Mittelwert lag bei ihnen bei 8 mm (Minimum: 1 mm, Maximum: 15 mm).

Ergebnisse

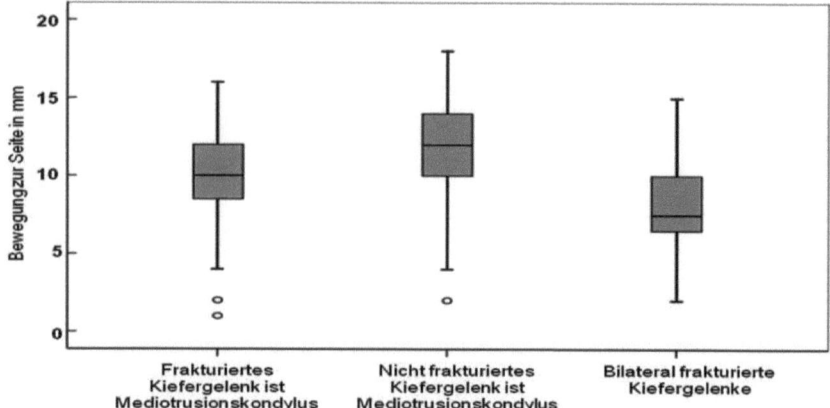

Abb. 32: Bewegungsausmaß bei Unterkieferseitwärtsbewegungen (n=32)

Das Bewegungsausmaß der Protrusion betrug unter Berücksichtigung der sagittalen Frontzahnstufe im Mittel 7 mm (Minimum: 2 mm, Maximum: 12 mm). Für die Patienten mit einseitiger Fraktur waren diese Bewegungen erneut einfacher durchzuführen (siehe Abbildung 33). Der Mittelwert lag bei 8,25 mm (Minimum: 5 mm, Maximum: 12 mm). Der Mittelwert des Patientenkollektivs mit beidseitiger Fraktur betrug 5,75 mm (Minimum: 2 mm, Maximum: 12 m).

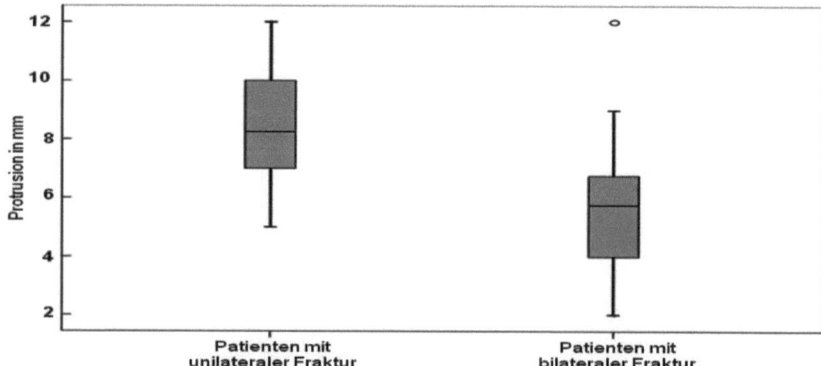

Abb. 33: Mittlere Protrusionsbewegung (n=32)

Bei Lateralbewegungen unter 7 mm und einer Protrusionsmöglichkeit unter 6 mm, kann man von einer Einschränkung in der Unterkiefermobilität sprechen (Helkimo 2009). Tabelle 12 gibt einen Überblick über das Ausmaß der Limitation der Unterkieferbeweglichkeit des Patientenkollektivs.

Tab. 12: Einschränkungen der Unterkieferbewegung in der Transversalen (n=32)

Angaben in mm	Fraktur rechts % (n=10)	Fraktur links % (n=6)	Fraktur beidseitig % (n=16)	Gesamt %(n=32)
Laterotrusion rechts < 7	20 (2)	16,7 (1)	25 (4)	21,8 (7)
Laterotrusion links < 7	20 (2)	0(0)	25 (4)	18,7 (6)
Protrusion < 6	10 (1)	0(0)	50 (8)	28,1(9)

Bezüglich des Schmerzempfindens war bei diesen Exkursionsbewegungen kein Zusammenhang zwischen Schmerzlokalisation und Frakturseite festzustellen. Bei den Bewegungen nach lateral waren 78,1 % (25/32) schmerzfrei, bei den Protrusionsbewegungen 84,4 % (27/32).

Schlussbissbeziehung

Bei der Messung des vertikalen Überbisses (Overbite) lag der Mittelwert bei 3,1 mm, mit einem Minimum von 0,5 mm und einem Maximum von 7 mm. Die sagittale Frontzahnstufe (Overjet) lag gemittelt bei 3,2 mm (Minimum: 0,5 mm, Maximum: 9 mm). Bei drei Patienten (9,4 %) konnte der Overbite und Overjet nicht gemessen werden, da bei ihnen ein offener Biss vorlag (Tabellen 13 und 14).

Tab. 13: Vertikaler Überbiss (n=32)

Overbite	n/32	%
< 0 mm	3	9,4
0 - 3 mm	17	53,1
3,1 mm - 6 mm	11	34,4
> 6 mm	1	3,1

Tab. 14: Sagittale Frontzahnstufe (n=32)

Overjet	n/32	%
< 0 mm	3	9,4
0 - 3 mm	21	65,6
3,1 mm - 6 mm	4	12,5
> 6 mm	4	12,5

Die Überprüfung der Mittellinie ergab unter den einseitig betroffenen Patienten eine Verschiebung von 56,3 % (n=9) zur Frakturseite. Bei 18,8 % (n=3) dieser Patienten war die Mittellinie zur Gegenseite verschoben. Bei den verbliebenen vier stimmte die Oberkiefer- mit der Unterkiefermitte überein.

Von den Patienten mit beidseitiger Fraktur zeigte sich bei fünf Patienten keine Mittellinienverschiebung (MLV), bei sechs Patienten eine MLV nach rechts und bei fünf Patienten eine MLV nach links (Tabelle 15).

Tab. 15: Mittellinienverschiebung (MLV) (n=32)

	Fraktur rechts	Fraktur links	Fraktur beidseitig	Gesamt
	% (n=10)	% (n=6)	% (n=16)	% (n=32)
Keine MLV	40 (4)	0 (0)	31,3 (5)	28,1 (9)
MLV nach rechts	50 (5)	33,3 (2)	37,5 (6)	40,6 (13)
MLV nach links	10 (1)	66,7 (4)	31,3 (5)	31,2 (10)

Gelenkgeräusche

Die Kiefergelenke wurden jeweils bei Mundöffnung und Kieferschluss auf die Geräusche „Knacken", „grobes" und „feines Reiben" überprüft. Allgemein ist die klinische Bedeutung von Knackgeräuschen als kritisch zu betrachten, da dieses Phänomen auch bei beschwerdefreien Personen vorkommen kann (Pöllmann 1993; Gallo et al. 2000).

71,8 % (23/32) der Patienten hatten keine Gelenkgeräusche. Bei 21,9 % (7/32) war ein Knacken und bei einer Person (3,1 %) ein grobes Reiben zu fühlen. Anhand Abbildung 34 wird deutlich, dass zwischen der Frakturseite und der Seite, auf der ein Geräusch gefühlt wurde, kein Zusammenhang bestand.

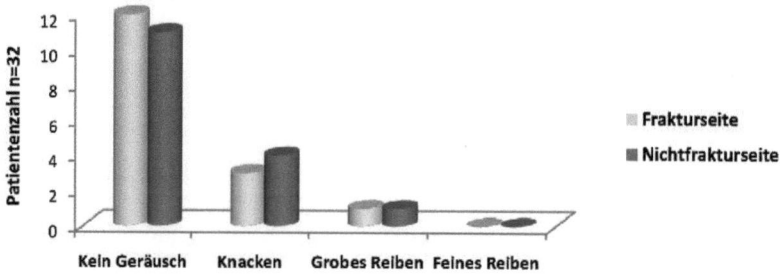

Abb. 34: Darstellung der verschiedenen Geräuschqualitäten differenziert nach frakturierter Seite und nicht frakturierter Seite (n=32)

Bei Kieferschluss waren 93,8 % (30/32) frei von Gelenkgeräuschen. Bei zwei Patienten (6,2 %) war ein Knacken auf der Nichtfrakturseite zu hören.
Bei Mundöffnung in protrudierter Unterkieferposition waren bei 28,1 % (n=9) der Patienten die Gelenkgeräusche aufgehoben, während bei 12,5 % (n=4) die Geräusche weiterhin zu hören waren.
Auch bei den Lateral- und Protrusionsbewegungen korreliert die Seite mit dem Geräuschvorkommen nicht mit der Frakturseite. Bei den Unterkieferseitbewegungen ließ sich bei zwei Patienten ein Knacken feststellen, nach anterior bei sieben Patienten.

Palpationsbefunde

Die Palpationbefunde der Muskulatur und der Kiefergelenke werden aufgrund der schwierigen Zugänglichkeit zu den anatomischen Strukturen als Befunde mit geringerer Reliabilität als die Messungen der Unterkieferbeweglichkeit angesehen (Johnstone und Templeton 1980; Bergholz 1985; Fricton und Schiffman 1986; Mahlendorff und Stratmann 1989; Dworkin et al. 1990).
Der M. temporalis zeigte sich bei keinem der Patienten schmerzhaft. Bei Palpation des M. masseter berichtete ein Patient über Druckdolenzen auf der Frakturseite, ein anderer auf der nicht frakturierten Seite. Wiederum eine Person berichtete über Druckdolenzen auf beiden Seiten.
Der retro- und submandibuläre Bereich des Kieferwinkels erwies sich unabhängig von der Frakturlokalisation bei dem Großteil der Patienten als druckdolent. So auch der M. pterygoideus lateralis und die Temporalissehne, die in 84 % der Fälle druckdolent waren.
Bei der Palpation der Gelenkregion zeigten sich bei zwei Patienten starke Druckdolenzen. Allgemein war ersichtlich, dass Missempfindungen bei Palpation der Kondylenpole vorwiegend auf der Seite der Gelenkfortsatzfraktur lokalisiert waren.

Ergebnisse

3.4 Klinischer Funktionsindex nach Helkimo

Der Dysfunktionsindex berücksichtigt klinische Symptome wie Limitationen der Unterkieferbeweglichkeit, eine gestörte Kiefergelenkfunktion, Muskelschmerzen bei Palpation der Kaumuskulatur, Schmerzen des Kiefergelenks bei Palpation oder bei Bewegungen des Unterkiefers.

21,9 % (7/32) der untersuchten Patienten erreichten Dysfunktionsindex 0 (Di 0) und waren klinisch symptomfrei. 14 der 32 Patienten (43,8 %) wiesen eine geringe Dysfunktion auf und wurden somit Di I zugeordnet. Bei ebenfalls 21,9 % (7/32) der Patienten ergab die Berechnung eine Zugehörigkeit zu Di II mit mäßiger Dysfunktion. In die schwere Dysfunktionskategorie Di III (D 3; D 4) fielen 9,4 % (3/32) beziehungsweise 3,1 % (1/32). Dysfunktionsgruppe fünf (Di III; D 5) trat in dem untersuchten Kollektiv nicht auf (Tabelle 16).

Tab. 16: Helkimo-Index bei Patienten mit Gelenkfortsatzfraktur (n=32)

		Dysfunktionsindex nach Helkimo	**Patienten % (n/32)**
Di 0		Klinisch symptomfrei	21,9 (7)
Di I		Geringe Dysfunktion	43,8 (14)
Di II		Mäßige Dysfunktion	21,9 (7)
Di III	D 3		9,4 (3)
	D 4	Schwere Dysfunktion	3,1 (1)
	D 5		0 (0)

3.5 Angaben zum Federaktivator

Von 19 (59,4 %) Patienten, die die Frage nach der Häufigkeit des Tragens beantworteten, berichteten 68,4 % (13/19) der Patienten, den Federaktivator jeden Tag getragen zu haben. Die verbliebenen sechs Patienten (31,6 %) zeigten eine schlechtere Compliance (Abbildung 31). Die beliebtere Tageszeit war nachts, was 21 Patienten (81 %) angaben. Ein Patient zog ein Tragen tagsüber vor und vier (15 %) berichteten, den Federaktivator nachts und tagsüber getragen zu haben. Sechs Patienten konnten sich an ihr Trageverhalten nicht mehr erinnern (Abbildungen 35, 36).

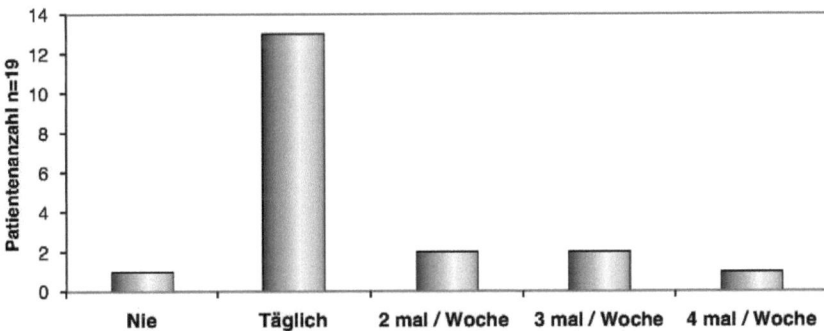

Abb. 35: Trageverhalten der nachuntersuchten Patienten (n=19)

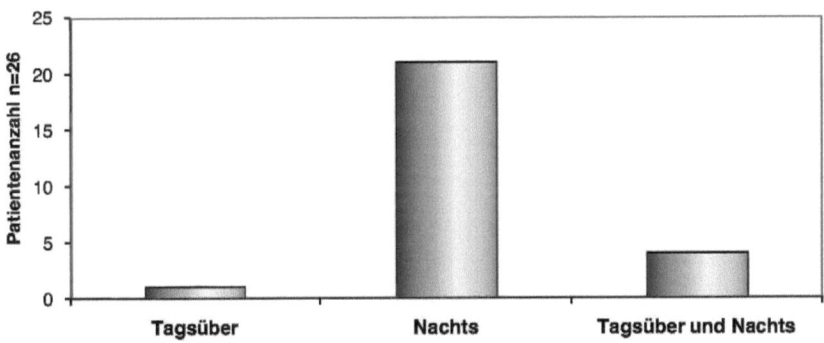

Abb. 36: Zeitpunkt des Tragens (n=26)

Durchschnittlich wurde der Federaktivator vier Monate getragen mit einem Maximum bei acht Monaten und einem Minimum bei weniger als einem Monat (SD 2,2).

Den Angaben der Patienten gegenüberzustellen sind die Informationen, die aus den Patientenakten entnommen werden konnten. Hier wurde von den zuständigen Behandlern über eine Tragedauer von gemittelten sechs Monaten (SD 12,0) berichtet.

Aufgrund der hohen Kaudruckbelastung ist bei 87,5 % (28/32) der Federaktivatoren im hinteren Bereich die Feder oder auch ein Teil des Kunststoffblocks gebrochen und zum Teil waren mehrere Reparaturen notwendig.

Der Tragekomfort wurde auf einer elfstufigen Skala von 0 = „angenehm" bis 10 = „unangenehm" gemittelt bei 5 (SD 2,5) angegeben.

Ergebnisse

3.6 Vergleich der klinischen Ergebnisse vor und nach Federaktivatortherapie

Die statistische Analyse der Patientendaten ergab eine signifikante Verbesserung der Mundöffnung zwischen Therapiebeginn mit dem Federaktivator und Zeitpunkt der Nachuntersuchung um 15 mm (P < 0,001). Die geringste Verbesserung lag bei 2 mm, die größte bei 35,5 mm (Abbildung 37).

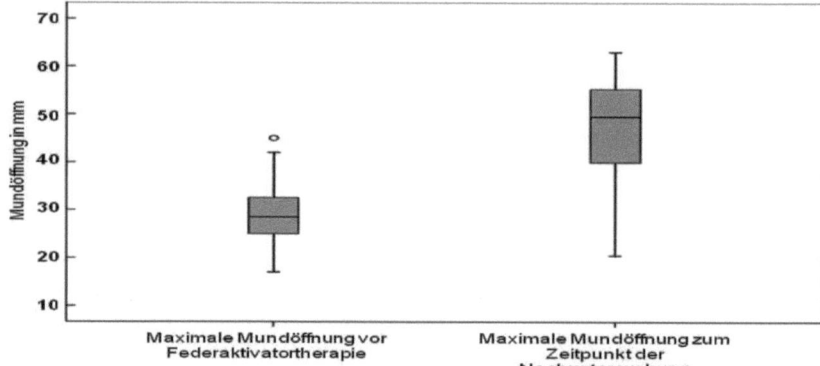

Abb. 37: Vergleich der maximalen Mundöffnung vor und nach Federaktivatortherapie (n=32)

Ebenso stellte sich heraus, dass sich der Biss bei den Patienten in 86 % der Fälle geschlossen hat (P < 0,001). Die Abbildungen 38, 39 und 40 zeigen intraorale Bilder einer Patientin vor und nach Federaktivatortherapie.

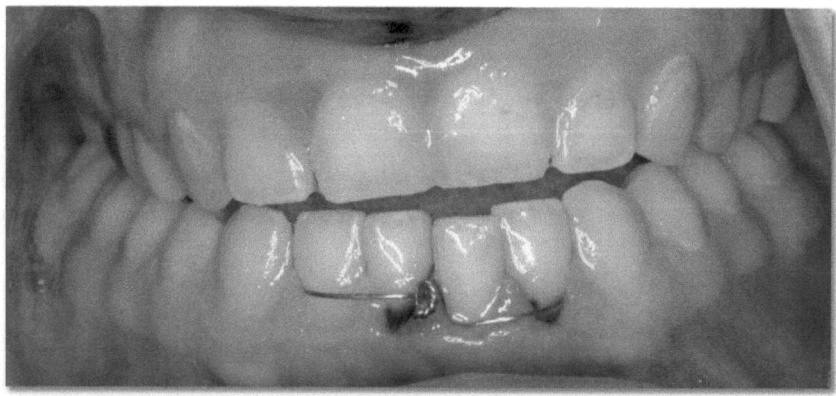

Abb. 38: Zirkulär offener Biss bei einer Patientin vor Federaktivatortherapie

Ergebnisse

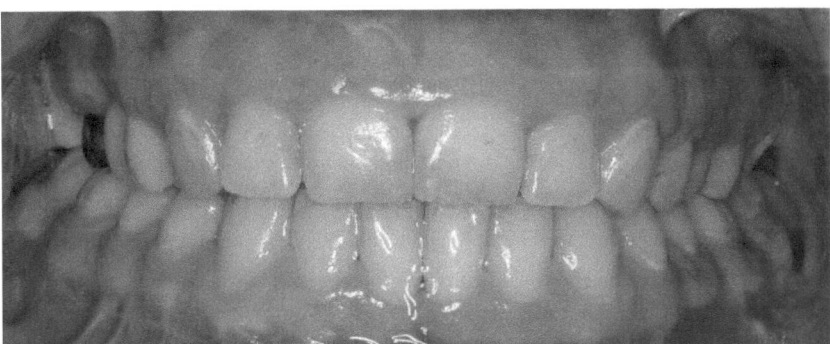

Abb. 39: Okklusion der Patientin nach Federaktivatortherapie

Aufgrund der geringen Anzahl an Patienten konnte kein signifikanter Unterschied zwischen den einzelnen Gruppen, die auf die Zielvariablen Einfluss nehmen, wie die Art der Primärtherapie, die Frakturlokalisation, der Verlust an vertikaler Höhe des Kondylus sowie ein mögliches Vorliegen eines offenen Bisses festgestellt werden ($P > 0{,}05$). Es zeigte sich jedoch, dass sich bei allen Gruppen die Mundöffnung verbessert und der offene Biss geschlossen hatte. Der Therapiebeginn musste aus dem Ergebnisteil herausgenommen werden, zumal eine Unterteilung in mehrere Gruppen den P-Wert nachdrücklich vergrößert hätte.

Unter den Patienten, die mit Osteosyntheseplatten versorgt wurden, ist bei vier Patienten die Gesamtzunahme in der Mundöffnung etwas schlechter ausgefallen als bei Patienten, die andere Therapiemethoden erfuhren. Bei ihnen lagen Gelenkhals- und Gelenkfortsatzbasisfrakturen mit starker Dislokationsbeteiligung vor.

3.7 Zusammenfassung der klinischen Ergebnisse

1. Führt die funktionelle Therapie mittels Federaktivator zu einer Verbesserung der Unterkiefermobilität?
   → Mittlere aktive maximale Mundöffnung von 49 mm und Verbesserung im Verlauf der Federaktivatortherapie um 15 mm ($P < 0,001$)
   → Mittlere maximale Laterotrusion zum Nachuntersuchungszeitpunkt von 10 mm
   → Mittlere maximale Protrusion zum Nachuntersuchungszeitpunkt von 7 mm

2. Kann durch eine Federaktivatortherapie ein traumatisch bedingt offener Biss geschlossen werden?
   → Schluss des offenen Bisses bei 86 % der Patienten ($P < 0,001$)

3. Kann durch frühzeitige funktionelle Therapie mit dem Federaktivator auf eine MMF bei Kiefergelenkfortsatzfrakturen verzichtet werden?
   → Für eine aussagekräftige Antwort ist ein größer angelegtes Patientengut nötig

4. Wie ist die Okklusion nach Federaktivatortherapie zu beurteilen?
   → Der mittlere vertikale Überbiss betrug 3,1 mm
   → Die mittlere sagittale Frontzahnstufe betrug 3,2 mm
   → 65,6 % (n=21) der Patienten waren insgesamt mit ihrer Okklusion („Zusammenbiss ihrer Zähne") zufrieden

5. Wie ist das Ausmaß an Kiefergelenkbeschwerden nach funktioneller Therapie mittels Federaktivator?
   → 71,9 % (23/32) der Patienten empfanden keine Schmerzen im Gesichtsbereich
   → 28,1 % (9/32) hatten gelegentliche Missempfindungen auf der Frakturseite

6. Wie wurde subjektiv die Federaktivatorwirkung von den Patienten beschrieben?
   → Der Großteil der Patienten zeigte eine große Akzeptanz gegenüber der Apparatur, da sie durch das Tragen des Gerätes eine Verbesserung ihrer klinischen Situation sahen

4 Diskussion

Bei der Therapie von Kiefergelenkfortsatzfrakturen gibt es verschiedene Methoden, die zufriedenstellende Ergebnisse liefern. In der aktuellen Literatur finden sich nur wenige Studien über die Ergebnisse einer funktionellen Nachbehandlung mit dem Federaktivator. Die mangelnde Informationslage über die Anwendung von Federaktivatoren weist darauf hin, dass bei funktioneller Rehabilitation anderen Methoden der Vorzug gewährt wird oder keine kieferorthopädischen Geräte zur Anwendung kommen. Es existieren nicht nur Unterschiede in nicht operativer und chirurgischer Therapie, sondern auch in der funktionellen Nachbehandlung. Unabhängig von der Therapieentscheidung setzt ein erfolgreiches Ergebnis eine Anpassung des stomatognathen Systems voraus und ist abhängig vom biologischen Charakter des jeweiligen Patienten (Ellis und Throckmorton 2005).

4.1 Patientengut

Im Rahmen der Nachuntersuchung wurden Patienten ausgewählt, die sich in dem Zeitraum zwischen Februar 1999 bis Juli 2007 eine Kiefergelenkfraktur zugezogen hatten. Von insgesamt 596 Patienten wurden 60 im Sinne einer funktionellen Nachbehandlung mit einem Federaktivator therapiert. Bei 32 (53,3 %) dieser Patienten erfolgte eine standardisierte Nachuntersuchung. 28 (46,7 %) Patienten sind trotz mehrmaliger Aufforderung nicht zum vereinbarten Termin erschienen. Von diesen Patienten konnten aus 15 Akten Informationen über die maximale Mundöffnung, Okklusionsstörungen und ein gegebenenfalls vorliegender offener Biss eingeholt werden, den verbliebenen 13 Akten waren wegen mangelnder Dokumentation keine Informationen über Okklusion oder Mundöffnungsbewegungen zu entnehmen.

Das durchschnittliche Alter der Patienten (n=47) betrug zu Therapiebeginn 34 Jahre und liegt damit über dem Durchschnittsalter vergleichbarer Studien (Hill et al. 1984; Feifel et al. 1992; Fridrich et al. 1992; Reinhart et al. 1996; Ghazal et al. 2004; He et al. 2008). Die Angaben zur Geschlechterverteilung stimmen mit der verfügbaren Literatur insofern überein, als dass der überwiegende Patientenanteil männlichen Geschlechts ist. Das Verhältnis Männer zu Frauen liegt in einigen Studien bei 2-3 : 1 (Fridrich et al. 1992; Oikarinen et al. 1993; Silvennoinen et al. 1994; Hlawitschka et al. 2002; Ghazal et al 2004; Bormann et al. 2009). Während in der Literatur über eine erhöhte Gewaltbereitschaft seitens der Männer und einem damit verbundenem vermehrten Auftreten von Unterkieferfrakturen berichtet wird, ist in der vorliegenden Studie der größere Prozentsatz an Frauen mit 57,4 % mit dem Umstand zu erklären, dass Fahrradstürze die regionale Hauptursache waren.

Die Verteilung der Frakturursachen differiert ebenfalls in den Studien. Während bei einer Studie aus Townsville, Australien, 83 % Rohheitsdelikte als Ursache überwiegen (Schön et al. 2001), sind in der vorliegenden Studie als Hauptursache mit 57,5 % Verkehrsunfälle zu nennen, darunter 74,1 % Fahrradstürze. Begründet werden kann dieses gehäufte Vorkommen zum einen damit, dass die Stadt Freiburg und ihre Umgebung durch ihre geographische Lage im Schwarzwald für ihr großes Freizeitangebot wie Mountainbiking und Rennradfahren bekannt ist, zum anderen, dass die Infrastruktur der Stadt besonders für Fahrradfahrer geeignet ist. Nicht zu vergessen ist die große Anzahl an Studenten mit 21.622, von denen der Großteil mit dem Fahrrad unterwegs ist. Der territoriale Unterschied zwischen den Frakturursachen wird auch bei Darstellung der Studie aus Chiang Mai, Thailand (Sirimaharaj und Pyungtanasup 2008), Sao Paolo, Brasilien (Martini et al. 2006) und Dallas, USA (Ellis und Karas 1992) deutlich. In allen Regionen wurden Verkehrsunfälle als Hauptursache der Fraktur, gefolgt von Rohheitsdelikten, angegeben.

4.2 Frakturverteilung

Aufgrund des eigenen, stark selektierten Patientenguts ist ein Vergleich mit anderen Studien, die die Gesamtmenge der Kollumfrakturen beschreiben, nur bedingt möglich. In unserem Studienkollektiv wurden bei 42,6 % unilaterale und bei 57,4 % bilaterale Frakturen im Gelenkfortsatzbereich diagnostiziert. Gegensätzlich wird in anderen Studien von einem größeren Verhältnis auf Seiten der einseitigen Kondylusfrakturen (unilaterale Frakturen: 74,2 %, bilaterale Frakturen: 25,8 %) berichtet (Narayanan et al. 2009; Boole et al. 2001; Zachariades et al. 2006; Eckelt et al. 2006; Schneider et al. 2007; Sawazaki et al. 2009; Cutilli und Corbacelli 2009). Die Frakturseite korreliert mit der Ursache (Tuncali et al. 2005). Die Hauptursache der Frakturen des eigenen Patientenkollektivs lag mit 63,9 % bei Stürzen insbesondere vom Fahrrad. Der Aufprall auf das Kinn geht mit einer hohen Rate an

Diskussion

Frakturen im Bereich des Kondylus einher (Tuncali et al. 2005). Tuncali schildert zwar keine höhere Anzahl an bilateralen Frakturen durch Fahrradstürze, doch fällt in der eigenen Studie die geringe Anzahl an Rohheitsdelikten und Sportunfällen ins Gewicht. Diese korrelieren vielmehr mit unilateral auftretenden Frakturen durch einseitige Krafteinwirkung. In der Literatur wird über eine leichte Mehrheit der bilateralen Frakturen bei kombinierten Unterkieferfrakturen durch Verkehrsunfälle berichtet (Freidl et al. 1996). In Übereinstimmung wurde in unserem Patientengut ein Anteil von 70 % kombinierter Frakturen nach Verkehrsunfällen festgestellt.

4.3 Frakturlokalisation

Die unterschiedlichen Einteilungsmöglichkeiten der Frakturlokalisationen sowie das eigene, selektierte Patientengut erschweren den Vergleich zu den Behandlungsergebnissen anderer Studien. Aufgrund der einfachen und übersichtlichen Klassifikation der Frakturlokalisation sowie ihrem Einsatz auch in anderen Studien (Newman 1998; Eckelt et al. 2006; Schneider et al. 2008), wurde in der vorliegenden Studie die Einteilung nach Loukota (Loukota et al. 2005) gewählt. Am häufigsten vertreten war in unserem Patientenkollektiv mit 53,2 % (n=25) Frakturtyp 2, eine Fraktur des Gelenkhalses. Das Kapitulum (Frakturtyp 1) war in 25,5 % (n=12) der Fälle betroffen, die Gelenkfortsatzbasis (Frakturtyp 3) in 21,3 % (n=10) der Fälle. Diese Einteilung verfolgte auch Newman, von dessen Patienten im Gegensatz zu unseren 48 % Gelenkhalsfrakturen, 45 % Gelenkfortsatzbasis- und 7 % intrakapsuläre Frakturen aufwiesen (Newman 1998). Ähnlich war es in Eckelts Studie, bei der der größte Teil der Kondylusfrakturen mit 53,2 % im Bereich der Gelenkfortsatzbasis lokalisiert war (Eckelt et al. 2006) sowie bei einer Cenzi et al. mit einem Anteil von 52% an Gelenkfortsatzbasisfrakturen (Cenzi et al. 2009).

Der Anteil an luxierten Gelenkfortsatzfrakturen mit 40,4 % (n=19) des eigenen Patientenguts scheint mit dem Unfallhergang zu korrelieren. Luxationsfrakturen sind weitaus häufiger die Folge eines Verkehrsunfalls als von Arbeits- und Sportunfällen oder Rohheitsdelikten. Auch Silvennoinen et al. konnten überdurchschnittlich häufig Luxationsfrakturen des Kondylus nach Verkehrsunfällen und Stürzen nachweisen (Silvennoinen et al. 1992).

Diskussion

4.4 Therapie der Kiefergelenkfortsatzfrakturen

4.4.1 Nicht operative Therapie

Während man sich weitestgehend über die nicht operative Therapie bei Kindern einig ist (Lindahl und Hollender 1977; Dahlström et al. 1989; Cornelius 1991; Ellis und Dean 1993; Bos et al. 1999), steht die Therapie von Kiefergelenkfortsatzfrakturen bei Erwachsenen weiter in der Diskussion (Bos 1999; Ellis und Throckmorton 2005). Es bestehen Unterschiede in der Vorgehensweise und der Indikationsstellung. Nach Analyse der von Experten und Mitgliedern der „International Association of Oral and Maxillofacial Surgery" ausgefüllten Fragebögen wurde ein Konsens lediglich in der nicht chirurgischen Therapie von minimal dislozierten Gelenkfortsatzfrakturen ohne Okklusionsstörungen beschrieben (Baker et al. 1998). Für diese bestehe keine Indikation der chirurgischen Reposition und Fixation. Nach Eckelt sollten die nicht oder gering dislozierten Gelenkfortsatzfrakturen, einschließlich diakapitulärer Frakturen ebenfalls nicht chirurgisch behandelt werden (Eckelt 2000). Auch an der Klinik für Mund-, Kiefer- und Gesichtschirurgie Freiburg wird bei nicht oder gering dislozierten sowie hohen intrakapsulären Gelenkfortsatzfrakturen (Kapitulumfrakturen) der nicht operativen Therapie der Vorzug gewährt. Unter den insgesamt 14 isolierten Kapitulum- und Gelenkhalsfrakturen wurden 35,7 % (n=5) rein funktionell und 64,3 % (n=9) mit Hilfe von Minihäkchen therapiert.

Im Hinblick auf verschiedene Arten der nicht operativen Therapie konnte eine große Übereinstimmung in der Indikationsstellung der mandibulomaxillären Fixation gezeigt werden. Bei unilateral aufgetretenen, gering dislozierten und kombinierten Gelenkfortsatzfrakturen mit gestörter Okklusion würden 90 % der befragten Ärzte eine MMF vornehmen (Baker et al. 1998).

In der vorliegenden Studie erfolgte bei 75,8 % (n=25) der Gelenkhals- und Gelenkfortsatzbasisfrakturen kombiniert mit Unterkieferkörperfrakturen eine MMF variierend von sieben bis 14 Tagen, unabhängig von einer vorausgegangenen chirurgischen Repositionierung der Frakturfragmente mittels Plattenosteosynthese. Das Ausmaß an Dislokation reichte hier von D1 bis D4.

Die Gründe für die Indikation einer MMF sind nicht geklärt. Die Annahme, eine MMF könne die Frakturheilung begünstigen, ist nach Durchsicht der aktuellen Literatur nicht evidenzbasiert. Jedoch auch die Überlegung, dass eine Knochenheilung ohne die Phase einer Immobilisation stattfinden könne, wurde bislang nicht bewiesen (Ellis und Throckmorton 2005). Die Dauer der MMF ist an der Klinik für Mund-, Kiefer- und

Gesichtschirurgie Freiburg auf einen Zeitraum von sieben bis 14 Tage beschränkt. Hintergründe für die vergleichsweise kurze Immobilisation sind zum einen eine initiale Schmerzbehandlung zum anderen eine schnelle Wiederherstellung der Unterkieferbewegung. Mehrere Studien zeigten, dass sich eine rasche Gelenkmobilisierung positiv auf die spätere Gelenkfunktion auswirken kann und dem Patienten eine frühe Wiederherstellung eines zufriedenstellenden Bewegungsumfangs ermöglicht (Walker 1994; Palmieri et al. 1999; Ellis und Throckmorton 2005).

Im Hinblick auf eine MMF nach chirurgischer Therapie werden in der Literatur Phasen der Immobilisation von drei bis sechs Wochen als notwendig beschrieben (Gundlach et al. 1991; Worsaae und Thorn 1994; Haug und Assael 2001; Marker et al. 2000b). Auch über einen Verzicht einer Immobilisationsperiode wurde berichtet (Beekler und Walker 1969; Schettler und Rehrmann 1975; Ikemura 1985; Amaratunga 1987).

Widersprüchlich ist hierbei, dass gerade der Verzicht auf eine MMF den größten Vorteil der chirurgischen Reposition dislozierter Frakturfragmente darstellt (Oikarinen 1994; Haug und Assael 2001; Zachariades et al. 2006). Im Gegensatz dazu kann als Grund für eine kurze Immobilisation von zwei Wochen eine verbesserte Knochenheilung nach Operation angesehen werden. Nach dieser Zeit liegt ausreichend Knochenkallus und fibröses Bindegewebe vor (Takenoshita et al. 1990). In der eigenen Studie wurde in Abhängigkeit des jeweiligen Behandlers und bei kombinierten Gelenkfortsatz- und Unterkieferkörperfrakturen nach Applikation von Osteosyntheseplatten eine MMF von sieben bis maximal 14 Tagen durchgeführt.

Eine aussagekräftige Beurteilung der Effektivität einer MMF ist abschließend nicht möglich, da sowohl positive als auch negative Erfahrungen mit und ohne MMF gemacht wurden (Sahm und Witt 1989; Rasse et al. 1991; Worsaae und Thorn 1994; Bos et al. 1999; Marker et al. 2000b).

4.4.2 Operative Therapie

Auch hinsichtlich der operativen Therapie der Kondylusfrakturen besteht Uneinigkeit in der Indikationsstellung. Bei stark dislozierten oder luxierten Frakturen wird die chirurgische Behandlung mittels Plattenosteosynthese empfohlen (Silvennoinen et al. 1994; Baker et al. 1998; Bos 1999; Santler et al. 1999; Eckelt 2000). Die klinischen

Diskussion

Ergebnisse mehrerer Autoren sprechen dafür, dass in luxierter Stellung verheilte Frakturen die Remodellierungskapazität im Bereich des Kiefergelenks zur Wiederherstellung der physiologischen Form übersteigen und es deshalb das frakturierte Kiefergelenkköpfchen in seine anatomisch korrekte Position zu bringen und zu stabilisieren gilt (Lund 1974; Kahl-Nieke und Fischbach 1998; Rasse 2000). Bei dem eigenen Patientengut erfolgte bei 17 % (8/47) eine chirurgische Behandlung. Es lagen kombinierte Unterkieferfrakturen in Verbindung mit Gelenkfortsatzbasis- bis Gelenkhalsfrakturen mit schwerer Dislokation der Grade 3 und 4 vor. Dies entspricht in der Indikationsstellung nicht nur den oben genannten Publikationen, sondern auch in der Fallzahl annähernd den Ergebnissen der Studie von Newman, bei der 15 % der Patienten mittels Plattenosteosynthese behandelt wurden (Newman 1998). Begleitfrakturen im eigenen Patientenkollektiv wurden funktionsstabil osteosynthetisch versorgt, um eine funktionelle Therapie frühestmöglich zu gewährleisten.

4.4.3 Der Federaktivator und seine Wirkungsweise

Vergleiche zwischen dem Federaktivator und einem starren Aktivator zeigten, dass die S1-Apparatur dem starren Aktivator in ihrer Wirkung überlegen ist. Die Konstruktion des starren Aktivators erlaubt keine Gelenkdistraktion (Ito et al. 1986; Basdra et al. 1998). Nach Eingliederung dieses Gerätes wurden bei mehreren Patienten während der Funktionsphase Okklusionsstörungen und ein offener Biss beobachtet (Basdra et al. 1998). Im Gegensatz dazu wirkt der Federaktivator durch eine Distraktion im Kiefergelenk einer Verkürzung der Muskulatur entgegen. Die beschriebene erhöhte Aktivität der Pars posterior des M. temporalis während des Tragens des Federaktivators, die bei der Rotation des Unterkiefers gegen den Uhrzeigersinn eine entscheidende Rolle spielt, konnte auch in der Studie von Talwar et al. gezeigt werden (Talwar et al. 1998). Der Federaktivator hat sich als gutes Behandlungsmittel in der Rehabilitationsphase nach Gelenkfortsatzfrakturen erwiesen. Gute funktionelle Ergebnisse wie eine Mobilitätssteigerung des Unterkiefers und eine Steigerung der neuromuskulären Aktivität wurden berichtet (Wichelhaus et al. 1998; Sander 2008).

4.5 Diskussion der klinischen Befunde

Aufgrund der Schwierigkeit bei der Erfassung von Bewegungen des Kondylus werden die Grenzbewegungen der Inzisivi als Maß für die Kiefergelenkfunktion herangezogen (Buschang et al. 2001).

Als ein Parameter für die Darstellung der Funktion des Kiefergelenks gilt die Mundöffnung, gemessen als Distanz zwischen den oberen und unteren Schneidezähnen unter Berücksichtigung des vertikalen Überbisses. Die durchschnittliche Mundöffnung eines Gesunden liegt bei 40 bis 50 mm (Ellis 1998; Bos et al. 1999; Gallagher et al. 2004; Helkimo 2009). Die am Ende der Therapie mit dem Federaktivator erzielte maximale Mundöffnung lag in unserem Patientenkollektiv bei gemittelten 49 mm und spricht für eine gute funktionelle Rehabilitation. Dieser Wert kann direkt mit den Ergebnissen von Wichelhaus´ durchgeführter Studie verglichen werden. Die mittlere maximale Mundöffnung betrug 49,9 mm nach dreimonatiger Federaktivatortherapie (Wichelhaus et al. 1998). Die Zunahme der Mundöffnung ist in unserem Kollektiv mit $P < 0,001$ statistisch hoch signifikant. Sie verbesserte sich in dem Zeitraum zwischen Therapiebeginn mit dem Federaktivator und Zeitpunkt der Nachuntersuchung um gemittelte 15 mm. Dieser Wert entspricht den Werten anderer Studien (Wichelhaus et al. 1998; Sander 2008; Mueller et al. 2009).

21,8 % (n=7) unseres Gesamtkollektivs hatten eine Mundöffnung unter 40 mm, unter denen fünf von ihnen schwer dislozierte Frakturen aufwiesen. Ein Zusammenhang zwischen dem Ausmaß der Limitation und der Art der Fraktur konnte jedoch nicht eindeutig festgestellt werden.

In 86 % der Fälle konnte der anfänglich offene Biss geschlossen werden. Es fanden sich nur wenige Studien, die über ähnliche Resultate berichteten. Ein Fallbericht einer jungen Patientin mit einseitiger Kiefergelenkfraktur beschrieb den Schluss eines offenen Bisses nach sechsmonatiger Federaktivatortherapie (Sander 2008). Ein weiterer Fall dokumentierte die Entwicklung eines offenen Bisses nach Eingliederung eines starren Aktivators (Basdra et al. 1998). In unserem Patientengut wiesen drei Patienten nach funktioneller Therapie noch einen frontal offenen Biss auf. Die Gründe waren vielschichtig. Von einem Patienten wurde das Gerät nicht getragen, bei einem anderen Patient lag zu Therapieende zwar eine regelrechte Okklusion mit geschlossenem Biss vor, dieser öffnete sich jedoch wieder nach dem Ende der

Diskussion

Therapie. Bei einem weiteren Patient wurde nach fünfwöchiger Federaktivatortherapie aufgrund des häufigen Federbruchs ein Bionator eingegliedert, welcher jedoch auch hier nicht getragen wurde.

In der aktuellen Literatur fanden sich keine Publikationen, die den vertikalen Überbiss und die sagittale Frontzahnstufe in ihre Beurteilung einbeziehen. Als Richtwerte für Overbite und Overjet wurden von Strub et al. Werte von 2-3 mm aufgestellt (Strub et al. 2004). Die in der vorliegenden Studie ermittelten Mittelwerte von 3,1 mm für den Overbite und 3,2 mm für den Overjet sind somit als zufriedenstellend zu bewerten.

Während zur klinischen Diagnostik am häufigsten von der maximalen Mundöffnung Gebrauch gemacht wird, sind auch Laterotrusions- und Protrusionsbewegungen für die Erfolgsbewertung wesentlich (Eckelt 2000; Buschang et al. 2001). Aufgrund der kontralateralen Kompensationsbewegung bei unilateren Gelenkfortsatzfrakturen ist die Mundöffnung als einziger Parameter unzureichend, um den Erfolg einer Therapie zu bestimmen (Travers et al. 2000). Als Richtwert für eine regelrechte Laterotrusion von Erwachsenen sind Werte von durchschnittlich 9 bis 11 mm mit Abweichungen zwischen sechs und 22 mm anzusetzen (Posselt 1968; Kang et al. 1991; Dijkstra et al. 1998; Buschang et al. 2001). Helkimo spricht von einer uneingeschränkten Laterotruion bereits bei ≥ 7 mm (Helkimo 2009). Die Messwerte der Lateralbewegungen dieser Studie zeigen, dass eine Bewegung des Unterkiefers zur Frakturseite (Mediotrusionsbewegung) besser möglich war. Mit einer gemittelten Mediotrusionsbewegung von 10 mm liegt dieser Wert innerhalb der Richtwerte. In anderen Studien wurden Transversalbewegungen zwischen 5,4 und 8,7 mm gemessen (Rasse et al. 1990; Santler et al. 1999; De Riu et al. 2001; Haug und Assael 2001).

Auf der Seite des nicht frakturierten Kiefergelenks ist der Wert von 12 mm ebenfalls zufriedenstellend, da dieser sowohl über dem Richtwert der gesunden Bevölkerung als auch über dem von Helkimo aufgestellten Wert liegt.

Bei den Patienten mit bilateraler Gelenkfortsatzfraktur zeigten sich geringere Werte für die Lateralbewegung. Dennoch kann bei einem gemittelten Wert von 8 mm von einer nicht limitierten Laterotrusionsbewegung, ergo einem befriedigendem Ergebnis gesprochen werden (Eckelt et al. 2006; Helkimo 2009).

Als Richtwert für eine uneingeschränkte Protrusion ist nach Helkimo eine Bewegung von ≥ 6 mm zu bewerten (Helkimo 2009). In unserem Patientenkollektiv lag die mittlere Protrusion bei den Patienten mit einseitiger Fraktur bei 8,25 mm und den Patienten mit beidseitigen Frakturen bei 5,75 mm. Der Vergleich der Behandlungsergebnisse von Patienten mit beidseitigen Frakturen zu anderen Studien zeigte sich problematisch. Geringere Werte von durchschnittlich 2 mm Protrusion wurden auf Seiten der chirurgisch therapierten Patienten beschrieben (Joos und Kleinheinz 1998). Dies konnte auch die vorliegende Studie zeigen. Überdurchschnittlich hoch ist der eigene Wert bei den unilateralen Frakturen. In der Literatur fanden sich Werte zwischen 2,7 bis 7,3 mm (Haug und Assael 2001; Hlawitschka et al. 2005; Eckelt et al. 2006; Veras et al. 2007). Ein Zusammenhang der Messwerte und den jeweils angewandten Therapiemethoden konnte nicht nachgewiesen werden. Im eigenen Kollektiv wiesen insgesamt 28,1 % (n=9) der Patienten eine maximale Protrusion von weniger als 6 mm auf, darunter war nur ein Patient mit einseitiger Fraktur. Bei genauerer Betrachtung der Patienten mit bilateraler Fraktur und einer Protrusionsbewegung von unter 6 mm fiel auf, dass mit einer Ausnahme eines Patienten bei allen Unterkiefermehrfachfrakturen vorlagen. Hieraus ergibt sich die Vermutung eines schwerwiegenden traumatischen Ereignisses mit ungünstiger Ausgangslage. Die ausgeprägtere Einschränkung der Funktionsbewegungen scheint somit maßgeblich vom Umfang des Traumas beziehungsweise dem Vorliegen weiterer Unterkieferfrakturen abzuhängen (Marker et al. 2000b; Ellis und Throckmorton 2005).

Kiefergelenkfrakturen gehen mit einer limitierten kondylären Translation während der Laterotrusions- und Protrusionsbewegungen einher, welches häufig anhand vermehrter seitlicher Deviationen während der Mundöffnungsbewegung zu erkennen ist (Dahlström et al. 1989). Zwar können Deviationen auch bei Personen ohne Kiefergelenkfrakturen vorliegen (MacLennan 1952), doch sind Deviationen und Deflexionen des Unterkiefers während der Mundöffnung oft Ausdruck einer Kompensation des kontralateralen Kiefergelenks infolge des Ramushöhenverlustes (Eckelt et al. 2006). Einige Studien weisen auf die Problematik der seitlichen Abweichung nach nicht operativer Therapie hin (Amaratunga 1988; Silvennoinen et al. 1994). Ein Teil ihrer nicht operativen Therapie bestand aus einer Immobilisationsphase mittels MMF. Die Immobilisation bewirke eine narbige Ausheilung, welche die Translation des Kondylus reduziere, was sich wiederum durch Deviation und Deflexion widerspiegeln kann (Ellis und Throckmorton 2005). Bei 66 % der nicht operativ behandelten Patienten wurden von Eckelt et al.

Diskussion

Deflexionen beschrieben (Eckelt et al. 2006). 12,5 % (n=4) des eigenen Patientenguts mit einseitigen Frakturen wiesen eine unkorrigierte Seitabweichung auf, 9,4 % (n=3) eine Deviation zur jeweiligen Frakturseite.

Kiefergelenkgeräusche werden ebenfalls als Parameter für die Bewertung der Gelenkfunktion berücksichtigt. Bei den eigenen Patienten konnte bei 21,9 % (n=7) ein Knacken festegestellt werden. Es besteht kein Zusammenhang zu einer Fraktur, da Gelenkgeräusche auch bei Patienten ohne Fraktur oder auf kontralateraler Seite einer Fraktur auftreten können (Kniggendorf 1979; Türp et al. 1997). Dies konnte in der vorliegenden Studie bestätigt werden. Sowohl auf der Fraktur- als auch der Nichtfrakturseite wurden Geräusche im Bereich des Kiefergelenks in Form von grobem Knacken oder Reiben dokumentiert.

Neben der Funktion gilt die Empfindung von Schmerzen in Projektion auf das Kiefergelenk oder die Muskulatur als wichtiger Parameter. Problematisch ist der Vergleich zu anderen Studien, da über unterschiedliche Schmerzformen berichtet wurde und diese häufig fälschlicherweise zu einem Schmerz zusammengefasst wurden. Zudem berichteten die Patienten von allgemeinen Beschwerden, die Ausmaßlokalisation der Schmerzen konnte hiervon nicht abgeleitet werden. In der eigenen Untersuchung wurden Bewegungsschmerzen von Druckschmerzen bei Palpation und spontan auftretenden Schmerzen unterschieden. 65,6 % (n=21) waren bei Ausführung der maximal möglichen Mundöffnung schmerzfrei, 25 % (n=8) berichteten über einseitige, 9,4 % (n=3) über beidseitige, nicht schmerzhafte Missempfindungen. Ein Zusammenhang zwischen der Lokalisation des Bewegungsschmerzes und der Frakturseite konnte nicht festgestellt werden. In der Studie von Santler wurde über 18,9 % und 16,2 % auftretende Schmerzen während Mundöffnungsbewegungen nach operativer beziehungsweise nicht operativer Therapie berichtet (Santler et al. 1999). Da in unserer Nachuntersuchung sowohl Gelenk- als auch Muskelschmerzen einbezogen wurden, ist ein Vergleich mit oben genannter Studie, bei der ausschließlich von Muskelschmerzen die Rede ist, nur bedingt möglich.

Zur Diagnostik der Druckschmerzen wurde eine extraorale Muskel- und Gelenkpalpation sowie intraorale Muskelpalpation durchgeführt. Während die Kiefergelenkpalpation noch eine gute Reliabilität aufweist, ist sie für den M. temporalis und den M. masseter als moderat und für die post- und submandibuläre

Region nur noch als gering einzuschätzen (Wahlund et al. 1998; Schmitter et al. 2005). Aus Gründen mangelnder beziehungsweise fehlender Validität kann den Palpationsbefunden der genannten Muskelareale in der eigenen Studie kaum Beachtung beigemessen werden. Diese Regionen sind auch bei beschwerdefreien Personen meist druckdolent und erlauben keine eindeutigen Befunde (Fricton und Schiffman 1986; Wahlund et al. 1998; Türp et al. 2006).

Die Palpation des M. masseter und M. temporalis ergab bei über 68,8 % (n=22) noch eine Schmerzlosigkeit auf der Frakturseite.

Die Druckdolenz der Kiefergelenke korrelierte mit der Frakturseite und nur zwei Personen (6,3 %) berichteten über starke Schmerzen am lateralen und posterioren Kondylenpol. Eine Übereinstimmung der Schmerz- mit der Frakturseite fand auch Stolzer, die eine 12,5%ige Druckschmerzhaftigkeit ihrer Patienten schilderte (Stolzer 2007).

Die Angaben in Anlehnung an den Helkimo-Index erfolgten aus den pragmatischen Gründen der Vergleichbarkeit zu anderen Studien. Im eigenen Kollektiv waren 21,9 % (n=7) mit einem Dysfunktionsindex 0 (Di 0) klinisch symptomfrei. Die Studie von Härtel et al. kann als guter Vergleich zu der eigenen herangezogen werden. Bei ihr lagen uni- und bilaterale Gelenkfortsatzfrakturen unterschiedlicher Dislokation- und Luxationsgrade vor. Klinisch symptomfrei waren 22 % der Patienten (Härtel et al. 1991), in anderen Studien lediglich 3 bis 12 % (Helkimo 1974; Hlawitschka et al. 2005; Rutges et al. 2007). Die klinischen Befunde des eigenen Patientenguts sind vergleichbar mit gesunden Vergleichsgruppen, da selbst in der gesunden Normalbevölkerung alle Dysfunktionsklassen vertreten sind (Helkimo 1985; Reinhardt et al. 1987).

Es besteht weiterhin die Frage nach der eigentlichen Validität dieses Indexes, wenn auch Personen ohne durchgemachte Fraktur die gleiche Symptomatik aufweisen wie traumatisierte Patienten.

Diskussion

4.5.1 Diskrepanzen zwischen subjektiven Empfindungen und objektiven Messungen

Anhand des Vergleichs von subjektiven Empfindungen der Patienten und objektiv messbaren Ergebnissen wird deutlich, dass in der Auslegung einer erfolgreichen Therapie seitens des Patienten und des Behandlers große Unterschiede bestehen können. Das Empfinden jedes Patienten kann auch trotz veränderter Struktur und Form des Kondylus und unabhängig von empfohlenen Richtwerten positiv sein. Beispielsweise ist eine Deviation bei der Mundöffnung von größerer Wichtigkeit für den Kliniker als für den Patienten (Hyde 2002).

Mit Hilfe von standardisierten Fragebögen konnten Informationen über die allgemeine Zufriedenheit unseres Patientenguts eingeholt und den gemessenen Resultaten der klinischen Nachuntersuchung gegenübergestellt werden. Das subjektive Empfinden der Patienten spielt allein deswegen eine sehr wichtige Rolle, weil letztlich die individuelle Wahrnehmung eines Patienten über Komfort oder Diskomfort dessen Lebensqualität ausmacht. Kiefergelenkgeräusche, Druckschmerzen der Kiefergelenke und der Kaumuskulatur sowie eine eingeschränkte Unterkieferbeweglichkeit müssen nicht mit den subjektiven Beschwerden korrelieren. Diese können unabhängig von den objektivierbaren Messwerten der Nachuntersuchung positiv oder negativ sein (Schneider 2005; Jensen et al. 2006). An dem eigenen Patientengut kann diese Divergenz bestätigt werden. Beispielsweise wurde ein Knacken bei der Nachuntersuchung bei 21,9 % (n=7) vernommen, während 56,7 % (n=18) der Patienten über ein Knacken im Bereich des Kiefergelenks während Mundöffnungs- oder Schließbewegungen berichteten.

Die Aussagekraft der „Graded chronic pain scale" ist gering, da sich die Fragen nach der Schmerzempfindung auf die letzten sechs Monate beziehen. Die Patienten haben Schwierigkeiten, retrospektiv über diesen langen Zeitraum die Intensität ihrer Schmerzen zu beurteilen (Eich et al. 1985; Linton 1991; Smith und Safer 1993; Feine et al. 1998). Insgesamt zeigten die operativ, plattenosteosynthetisch behandelten Patienten höhere Schmerzintensitäten. Die Erklärung liegt in der schlechteren Ausgangslage der operierten Patienten mit Zustand nach Gelenkfortsatzfraktur kombiniert mit weiteren Unterkieferfrakturen.

Diskussion

4.6 Kritische Schlussfolgerungen und Ausblick

Eine der vielen Schwierigkeiten in der Beurteilung der Behandlungsergebnisse und in dem Vergleich mit anderen Studien ist in der Tatsache begründet, dass die Prognose des Therapieerfolges durch eine Vielzahl an Faktoren mit bislang nicht bekannten Ausmaßen beeinflusst wird. Sie erschweren die Suche nach geeigneten Vergleichsparametern und können bei dem Vergleich mit anderen Studien oft nicht berücksichtigt werden. Entscheidende Faktoren sind beispielsweise das Alter des Patienten, der Frakturtyp mit Dislokations- und / oder Luxationsbeteiligung, das Vorliegen kombinierter Frakturen, die Art der Primärtherapie, die Mitarbeit und Erwartungshaltung des Patienten, der Behandlungsbeginn, prätraumatische Kiefergelenkbeschwerden oder die Erfahrung des Behandlers.

Eine weitere Schwierigkeit lag in der retrospektiven Betrachtung und Auswertung der Krankenakten. Diese wiesen zum Teil Ungenauigkeiten und fehlende Messwerte auf, die nicht erkannt beziehungsweise nicht berücksichtigt werden konnten. Zurückzuführen ist diese Problematik unter anderem auf die Tatsache, dass Dokumentation und Therapie von unterschiedlichen Behandlern durchgeführt wurden. Auch die hohe Ausfallquote von Patienten, die für die Nachuntersuchung vorgesehen waren, ist als problematisch anzusehen (Brook und Wood 1983; Marciani et al. 1990; Mitchell et al. 1993; Mitchell et al. 1995). Mit derart vielen Variablen, die das Ergebnis beeinflussen, ist die Aussagekraft dieser retrospektiven Studie leider nur als eingeschränkt zu bewerten. Um einen direkten Vergleich zwischen den jeweils gewählten Therapieformen ziehen zu können, müssten multizentrische, prospektive randomisierte Studien durchgeführt werden. Die zufällige Wahl der Therapieform ist jedoch aus ethischen Gründen nicht vertretbar, solange es Anhaltspunkte gibt, die für den individuellen Patientenfall als günstiger anzusehen sind.

Abgesehen von der eingeschränkten Aussagekraft der Studie sind die vorliegenden Ergebnisse als gut bis sehr gut zu bewerten. Das vorgestellte Therapiekonzept bestätigt, dass der Federaktivator sich als ein probates Mittel in der Rehabilitationsphase nach Kiefergelenkfortsatzfrakturen bewährt hat. Eine Aussage darüber, für welches Patientenkollektiv der Federaktivator im Besonderen geeignet ist, kann aufgrund der oben genannten Gründe jedoch nicht getätigt werden.

Beim Tragen des Geräts wirken große Kräfte auf die Feder ein, die häufig zu Federbrüchen führen. Somit sollte bei der Konstruktion des Gerätes eine Änderung

Diskussion

der Verankerung der Feder im Kunststoff zukünftig in Erwägung gezogen werden. Hierdurch könnte eine Verlängerung der Tragedauer erreicht werden und zu weniger Frustrationen seitens der Patienten führen. Die Effektivität jedes kieferorthopädischen Gerätes ist auch abhängig von der Compliance des Patienten. Eine bessere Mitarbeit könnte zum Beispiel durch einen erhöhten Aufwand bei der Aufklärung und der Motivation des Patienten erzielt werden.

Hinweise auf die Effektivität der mandibulomaxillären Fixation konnten auch in dieser Studie nicht gefunden werden. Ungeklärt bleibt, ob sich die Komplikationen nach einer Immobilisation nicht durch den Verzicht auf eine MMF beziehungsweise eine kurze Immobilisationsdauer von sieben bis 14 Tagen und Gewährleistung früher Mobilisierung des Unterkiefers vermeiden ließen. Der Verzicht auf eine starre Immobilisierung im Behandlungskonzept der Abteilung für Mund-, Kiefer- und Gesichtschirurgie bleibt zu diskutieren.

Der Federaktivator sollte weiterhin in der Therapie der Kiefergelenkfortsatzfrakturen eingesetzt werden. Zum einen aufgrund der guten bis sehr guten Ergebnisse wie der Verbesserung der Unterkiefermobilität und der Okklusion, zum anderen, um fundiertere Erkenntnisse in einer prospektiven Studie zu gewinnen.

5 Zusammenfassung

Nach Kiefergelenkfortsatzfrakturen können sich Okklusionsstörungen, ein offener Biss oder Mundöffnungseinschränkungen entwickeln. Durch eine funktionelle Therapie mittels Federaktivator in der Rehabilitationsphase möchte man diese Komplikationen beseitigen und eine Verbesserung der Unterkiefermobilität erzielen, um den prätraumatischen Zustand erreichen. Ziel der vorliegenden Arbeit war, die Ergebnisse der funktionellen Nachbehandlung mit dem Federaktivator durch eine klinische Nachuntersuchung und Patientenbefragung zu analysieren.

Das Gesamtkollektiv umfasste Patienten, die von 1999 bis 2007 in den Abteilungen für Mund-, Kiefer- und Gesichtschirurgie und Kieferorthopädie der Universitätsklinik Freiburg mit einem Federaktivator nachbehandelt wurden. Alle 60 Patienten wurden zur Nachuntersuchung eingeladen, 32 sind der Einladung nachgekommen. Neben der funktionellen Untersuchung und anamnestischen Angaben über chronische Schmerzen im Gesichtsbereich wurden Informationen über die maximale Mundöffnung und bestehende Okklusionsstörungen vor Federaktivatortherapie den Patientenakten (n=47) entnommen.

Das mittlere Durchschnittsalter der Patienten zu Therapiebeginn betrug 34 Jahre (6 bis 79 Jahre). Neben 14 isolierten Frakturen wiesen 33 Patienten kombinierte Unterkieferfrakturen auf. Abhängig von Dislokationsgrad, Luxationsbeteiligung, Okklusionsstörungen oder Mehrfachfrakturen wurden verschiedene Primärtherapien durchgeführt. Minihäkchen (n=9) oder eine rein funktionelle Therapie (n=5) kamen bei isolierten Frakturen im Bereich des Kapitulums und Gelenkhalses zum Einsatz. Eine Drahtbogenschiene (n=8) und Plattenosteosynthese (n=25) bei Gelenkhals- und Gelenkfortsatzbasisfrakturen in Kombination mit weiteren Unterkieferfrakturen. Die klinische Funktionsanalyse nach den Bestimmungen der Research Diagnostic Criteria for Temporomandibular Disorders (RDC/TMD) zeigte bei 71,9% (n=23) eine subjektive Schmerzfreiheit im Gesichtsbereich. 28,1 % (n=9) berichteten über Schmerzen auf der Frakturseite. Die Ergebnisse der klinischen Untersuchung zeigten eine funktionelle Rehabilitation mit Verbesserung der Unterkiefermobilität und der Okklusion. Zwischen Therapiebeginn mit dem Federaktivator und dem Zeitpunkt der Nachuntersuchung verbesserte sich die Mundöffnung um 15 mm signifikant ($P < 0,001$). Der Mittelwert der Mundöffnung vor Federaktivatortherapie wurde mit 29,5 mm und nach funktioneller Therapie mit 49 mm gemessen. Ein anfangs offener Biss wurde bei 86 % geschlossen ($P < 0,001$). Der Federaktivator hat sich als ein effektives Gerät zur funktionellen Therapie nach Gelenkfortsatzfrakturen bewährt.

6 Literaturverzeichnis

1. Amaratunga N.A. (1987) Mouth opening after release of maxillomandibular fixation in fracture patients. *J Oral Maxillofac Surg*, 45(5): 383-5
2. Amaratunga N.A. (1988) Mandibular fractures in children - a study of clinical aspects, treatment needs, and complications. *J Oral Maxillofac Surg*, 46(8): 637-40
3. Anderl H. (1965) Nachuntersuchungsergebnisse von Kiefergelenksfrakturen der Wiener Universitätsklinik für Kieferchirurgie im Zeitraum von 1954-1964. *Österr Z Stomatol*, 62(11): 456-9
4. Andresen V., Häupl K. (1936) Funktionskieferorthopädie – Die Grundlage des „Norwegischen Systems". Meuser-Verlag, Leipzig, pp. 76 – 83
5. Baker A.W., McMahon J., Moos K.F. (1998) Current consensus on the management of fractures of the mandibular condyle. A method by questionnaire. *J Oral Maxillofac Surg*, 27(4): 258-26
6. Basdra E.K., Stellzig A., Komposch G. (1998) Functional treatment of condylar fractures in adult patients. *Am J Orthod Dentofacial Orthop*, 113(6): 641-6
7. Beekler D.M., Walker R.V. (1969) Condyle Fractures. *J Oral Surg*, 27(7): 563-4
8. Bergholz P. (1985) Zur Untersucherübereinstimmung bei der klinischen Funktionsanalyse nach Krogh-Poulsen. *Dtsch Zahnarztl Z*, 40(3): 182-185
9. Bormann K., Wild S., Gellrich N., Koke H., Stühmer C., Schmelzeisen R., Schön R., (2009) Five-Year Retrospective Study of Mandibular Fractures in Freiburg, Germany: Incidence, Etiology, Treatment, and Complications. *J Oral Maxillofac Surg*, 67(6): 1251-1255
10. Bos R.R., Ward Booth R.P., de Bont L.G. (1999) Mandibular condyle fractures: a consensus. *Br J Oral Maxillofac Surg*, 37(2): 87-9
11. Bos R.R. (1999) Fractures of the condylar process: Surgical versus nonsurgical treatment. *J Oral Maxillofac Surg*, 57(4): 397-398
12. Brook I., Wood N. (1983) Aetiology and incidence of facial fractures in adults. *J Oral Surg*, 12(5): 293-298
13. Buschang, P.H., Throckmorton G., Havers K.H., Hayasaki K. (2001) Incisor and mandibular condylar movements of young adult females during maximum protrusion and lateratrusion of the jaw. *Archives Oral Biology*, 46(1): 39-48
14. Cenzi R., Burlini D., Arduin L., Zollino I., Guidi R., Carinci F. (2009) Mandibular condyle fractures: evaluation of the strasbourg osteosynthesis research group classification. *J Craniofac Surg*, 20(1): 24-8
15. Cornelius C.P., Ehrenfeld M., Laubengeiger M., Simonis A., Kaltsounis E. (1991) Ergebnisse eines konservativ-funktionellen Therapiekonzepts bei kindlichen Kondylusfrakturen. *Dtsch Zahnarztl Z*, 46(1): 46-49
16. Cutilli T., Corbacelli A. (2009) Mandibular condylar fractures and acute atlanto-axial subluxation Part 2. A physiopathological factor for the cervical spine sprain. *Minerva Stomatol*, 58(5): 199-208
17. Dahlström L., Kahnberg K., Lindahl L. (1989) 15 years follow-up on condylar fractures. *J Oral Maxillofac Surg*, 18(1): 18-23
18. De Riu G., Gamba U., Anghinoni M., Sesenna E. (2001) A comparison of open and closed treatment of condylar fractures: a change in philosophy. *J Oral Maxillofac Surg*, 30(5): 384-9
19. Dijkstra P.U., Kropmans T.J., Stegenga B., Bont L.G. (1998) Ratio between vertical and horizontal mandibular range of motion. *J Oral Rehabil*, 25(5): 353-357.
20. Dworkin S.F., LeResche L., DeRouen T., Von Korff M. (1990) Assessing clinical signs of temporomandibular disorders: reliability of clinical examiners. *J Prosthet Dent*, 63(5): 574-579
21. Dworkin S.F., LeResche L. (1992) Research diagnostic criteria for temporomandibular disorders: review, criteria, examinations and specifications, critique. *J Craniomandib Disord*, 6(4): 301-55

22. Eckelt U. (2000) Gelenkfortsatzfrakturen. *Mund-, Kiefer- und Gesichtschirurgie*, 4(7): 110-117
23. Eckelt U., Schneider M., Erasmus F., Gerlach K., Kuhlisch E., Loukota R., Rasse M., Schubert J., Terheyden H. (2006) Open versus closed treatment of fractures of the mandibular condylar process-a prospective randomized multi-centre study. *J Craniomaxillofac Surg*, 34(5): 306-14
24. Eich E. Reeves J.L., Jaeger L., Graff-Radford S.B. (1985) Memory for pain: relation between past and present pain intensity. *Pain*, 23(4): 375-380
25. Ellis E., Dean J. (1993) Rigid fixation of mandibular condyle fractures. *Oral Surgery, Oral Medicine, Oral Pathology*, 76(1): 6-15
26. Ellis E. (1998) Complications of mandibular condyle fractures. *J Oral Maxillofac Surg*, 27(4): 255-7
27. Ellis E., Throckmorton G.S. (2005) Treatment of mandibular condylar process fractures: biological considerations. *J Oral Maxillofac Surg*, 63(1): 115-34
28. Eulert S., Proff P., Bokan I., Blens T., Gedrange T., Reuther J., Bill J. (2007) Study on treatment of condylar process fractures of the mandible. *Ann. Anat*, 189(4): 377-383
29. Feifel H., Albert-Deumlich J. & Riediger D. (1992) Long-term follow-up of subcondylar fractures in children by electronic computer-assisted recording of condylar movements. *J Oral Maxillofac Surg*, 21(2): 70-76
30. Feine J.S., Lavigne G.J., Dao T.T., Morin C., Lund J.P. (1998) Memories of chronic pain and perceptions of relief. *Pain*, 77(2): 137-141
31. Frass K. (2008) In: Die Kieferorthopädie, Grundwissen für Zahntechniker. Bd. 14, 2. Aufl., Neuer Merkur München, p. 308
32. Freidl S., Bremerich A., Gellrich N.C. (1996) Mandibular fractures. An epidemiological study of a 10-year cohort. *Acta Stomatol Belg*, 93(1): 5-11
33. Fricton J.R., Schiffman E.L. (1986) Reliability of a craniomandibular index. *J Dent. Res*, 65(11): 1359-1364
34. Fridrich K.L., Pena-Velasco G., Olson R.A. (1992) Changing trends with mandibular fractures: a review of 1,067 cases. *J Oral Maxillofac Surg*, 50(6): 586-589
35. Gallagher C., Whelton H., Cronin M. (2004) The normal range of mouth opening in an Irish population. *J Oral Rehabil*, 31(2): 110-116
36. Gallo L.M., Svoboda A., Palla S. (2000) Reproducibility of temporomandibular joint clicking. *J Orofac Pain*, 14(4): 293-302
37. Ghazal G., Jaquiéry C., Hammer B. (2004) Non-surgical treatment of mandibular fractures--survey of 28 patients. *J Oral Maxillofac Surg*, 33(2): 141-145
38. Girthofer K., Göz G. (2002) TMJ remodeling after condylar fracture and functional jaw orthopedics a case report. *J Orofac Orthop*, 63(5): 429-34
39. Gundlach K.K., Schwipper E., Fuhrmann A. (1991) Die Regenerationsfähigkeit des Processus condylaris mandibulae. *Dtsch Zahnarztl Z*, 46(1): 36-8
40. Härtel J., Hellmuth M., Hellmuth, K. (1991) Der Helkimo-Index als Beurteilungsmöglichkeit der Behandlungsergebnisse von Unterkieferfrakturen. *Dtsch Z Mund Kiefer Gesichtschir* (15): 292–296
41. Haug R.H., Assael L.A. (2001) Outcomes of open versus closed treatment of mandibular subcondylar fractures. *J Oral Maxillofac Surg*, 59(4): 370-375
42. He D., Ellis E., Zhang, Y. (2008) Etiology of temporomandibular joint ankylosis secondary to condylar fractures: the role of concomitant mandibular fractures. *J Oral Maxillofac Surg*, 66(1): 77-84
43. Helkimo, M. (1974) Studies on function and dysfunction of the masticatory system. III: Analyses of anamnestic and clinical recordings of dysfunction with the aid of indices. *J Swed Dent*, 67(3): 165-181
44. Helkimo M. (1985) Epidemiological surveys of dysfunction of the masticatory system. In: Zarb, G.A., Carlsson, G.E. (Hrsg.): Temporomandibular joint - function and dysfunction. Munksgaard, Copenhagen pp. 175-192
45. Helkimo M. (2009) Studies on function and dysfunction of the masticatory system. *Acta Odontol Scand*, 32(4): 255-267

46. Hill C.M., Crosher R.F., Carroll M.J., Mason D.A. (1984) Facial fractures - the results of a prospective four-year-study. *J Oral Maxillofac Surg*, 12(6): 267-70
47. Hirsch C. (2003) Kraniomandibuläre Dysfunktionen (CMD) bei Kindern und Jugendlichen - Prävalenz, Beeinträchtigungen und Einflüsse der physischen Entwicklung. Med. Habil. Halle-Wittenberg
48. Hirsch C., John M.T., Stang A. (2008) Association between generalized joint hypermobility and signs and diagnoses of temporomandibular disorders. *Eur J Oral Sci*, 116(6): 525-530
49. Hirschfelder U., Müssig D., Zschiesche S., Hirschfelder H. (1987) Funktionskieferorthopädisch behandelte Kondylusfrakturen - eine klinische und computertomographische Untersuchung. *Fortschr Kieferorthop*, (48)6: 504-515
50. Hlawitschka M., Eckelt U. (2002) Klinische, radiologische und axiographische Untersuchung nach konservativ funktioneller Behandlung diakapitulärer Kiefergelenkfrakturen. *Mund-, Kiefer- und Gesichtschirurgie*, 6(4): 241-248
51. Hlawitschka M., Loukota R., Eckelt U. (2005) Functional and radiological results of open and closed treatment of intracapsular (diacapitular) condylar fractures of the mandible. *J Oral Maxillofac Surg*, 34(6): 597-604
52. Hochban W., Ellers M., Umstadt H.E., Juchems K.I. (1996) Zur operativen Reposition und Fixation von Unterkiefergelenkfortsatzfrakturen von enoral. In : Schuchardt K, Schwenzer N (Hrsg) Fortschritte der Kiefer- und Gesichts-Chirurgie, ein Jahrbuch, Bd 41. Thieme, Stuttgart New York, S. 80-85
53. Horch H.H. (2006) Mund- Kiefer- Gesichtschirurgie In: Elsevier (Hrsg.) Praxis der Zahnheilkunde. 4. Aufl. Urban und Fischer, München, S. 112
54. Hyde N., Manisali M., Aghabeigi B., Sneddon K., Newman L. (2002) The role of open reduction and internal fixation in unilateral fractures of the mandibular condyle: a prospective study. *Br J Oral Maxillofac Surg*, 40(1): 19-22
55. Ikemura K. (1985) Treatment of condylar fractures associated with other mandibular fractures. *J Oral Maxillofac Surg*, 43(10): 810-3.
56. Ito T., Gibbs C.H., Marguelles-Bonnet R., Lupkiewicz S., Young H.M., Lundeen H.C., Mahan P.E. (1986) Loading on the temporomandibular joints with five occlusal conditions. *J Prosthet Dent*, 56(4): 478-484
57. Jeckel N., Rakosi T., Joos U. (1988) Apparative Möglichkeiten der Rehabilitation bei Einschränkung habitueller Unterkieferbewegungen. *Fortschritte der Kieferorthopädie*, 49(4): 331-341
58. Jensen M.P., Karoly P., Braver, S. (1986) The measurement of clinical pain intensity: a comparison of six methods. *Pain*, 27(1): 117-126
59. Jensen T., Jensen J., Norholt S., Dahl M., Lenk-Hansen L., Svensson P. (2006) Open reduction and rigid internal fixation of mandibular condylar fractures by an intraoral approach: a long-term follow-up study of 15 patients. *J Oral Maxillofac Surg*, 64(12): 1771-1779
60. John M.T., Zwijnenburg A.J. (2001) Interobserver variability in assessment of signs of TMD. *Int J Prosthodont*, 14(3): 265-270
61. John M.T. Reissmann D., Schierz O., Wassell R. (2007) Oral health-related quality of life in patients with temporomandibular disorders. *J Orofac Pain*, 21(1): 46-54
62. Johnstone D.R., Templeton M. (1980) The feasibility of palpating the lateral pterygoid muscle. *J Prosthet Dent*, 44(3): 318-323
63. Joos U., Kleinheinz J. (1998) Therapy of condylar neck fractures. *J Oral Maxillofac Surg*, 27(4): 247-54
64. Kahl B., Gerlach K. (1990) Funktionelle Behandlung nach Gelenkfortsatzfrakturen mit und ohne Aktivator. *Fortschritte der Kieferorthopädie*, 51(6): 352-360
65. Kahl-Nieke B., Fischbach R. (1995) Eine kritische Bewertung der funktionellen Behandlung von Kollumfrakturen bei Kindern. *Fortschritte der Kieferorthopädie*, 56(3): 157-164
66. Kahl-Nieke B., Fischbach R. (1998) Condylar restoration after early TMJ fractures and functional appliance therapy. *J Orofac Orthop* 59(3): 150-162

67. Kang J.H., Chung S.C., Fricton J.R. (1991) Normal movements of mandible at the mandibular incisor. *J Prosthet Dent*, 66(5): 687-692.
68. Kirchner L. (1955) Der Aktivator nach Häupl-Andresen als Hilfsmittel in der Kieferchirurgie. *Fortschritte der Kieferorthopädie*, 16(4): 361-371
69. Kniggendorf E. (1979) Klinische und röntgenologische Untersuchungen zur Kiefergelenkfraktur. Med. Diss. Hannover
70. Larsen O.D., Nielsen A. (1976) Mandibular fractures. I. An analysis of their etiology and location in 286 patients. *Scand J Plast Reconstr Surg*, 10(3): 213-218
71. Lindahl L., Hollender L. (1977) Condylar fractures of the mandible. II. a radiographic study of remodeling processes in the temporomandibular joint. *Int J Oral Surg*, 6(3): 153-165
72. Linton S.J. (1991) Memory for chronic pain intensity: correlates of accuracy. *Percept Mot Skills*, 72(3.2): 1091-1095
73. List T., John M., Dworkin S., Svensson P. (2006) Recalibration improves inter-examiner reliability of TMD examination. *Acta Odontol Scand*, 64(3): 146-152
74. Loukota R.A., Eckelt U., De Bont L., Rasse M. (2005) Subclassification of fractures of the condylar process of the mandible. *Br J Oral Maxillofac Surg*, 43(1): 72-73
75. Loukota R.A., Neff A., Rasse M. (2005) Nomenclature/classification of fractures of the mandibular condylar head. *Br J Oral Maxillofac Surg*, [article in print]
76. Ludwig P. (1976) Funktionelle Kiefergelenkbelastung und Unterkiefer-Deformation. Med. Habil. Erlangen
77. Lund K. (1974) Mandibular growth and remodelling processes after condylar fracture. A longitudinal roentgencephalometric study. *Acta Odontol Scand*, 32(64): 3-117
78. MacLennan D.W. (1952) Consideration of 180 cases of typical fractures of the mandibular condylar process, *Br J Plastic Surg*, (5): 122-12
79. Mahlendorff M., Stratmann U. (19899 Zur Frage der Palpierbarkeit des M. pterygoideus lateralis inferior. *Dtsch Zahnarztl Z*, 44(11): 78-81
80. Marciani R.D., Haley J.V., Kohn M.W. (1990) Patient compliance - A factor in facial trauma repair. *Oral Surgery, Oral Medicine, Oral Pathology*, 70(4): 428-430
81. Marker P., Nielsen A., Bastian H.L. (2000a) Fractures of the mandibular condyle. Part 1: patterns of distribution of types and causes of fractures in 348 patients. *Br J Oral Maxillofac Surg*, 38(5): 417-421
82. Marker P., Nielsen A., Bastian H.L. (2000b) Fractures of the mandibular condyle. Part 2: results of treatment of 348 patients. *Br J Oral Maxillofac Surg*, 38(5): 422-426
83. Martini M.Z., Takahashi A., de Oliveira Neto H., de Carvalho Júnior R., Shinohara E. (2006) Epidemiology of mandibular fractures treated in a Brazilian level I trauma public hospital in the city of São Paulo, Brazil. *Braz Dent J*, 17(3): 243-248
84. Mitchell D.A., Barnard N.A., Bainton R. (1993) An audit of 50 bitemporal flaps in primary facial trauma. *J Cranio-Maxillofac Surg*, 21(7): 279-283
85. Mitchell D., MacLeod S., Bainton R. (1995) Multipoint fixation at the frontozygomatic suture with microplates: a technical note. *J Oral Maxillofac Surg*, 24(2): 151-152
86. Mueller C.K. Thorwarth M., Mueller A., Schultze Mosgau S. (2009) Combined treatment protocol for temporomandibular joint ankylosis: an observation on a clinical problem. *J Craniofac Surg*, 20(1): 258-260
87. Narayanan V., Kannan R., Sreekumar K. (2009) Retromandibular approach for reduction and fixation of mandibular condylar fractures: a clinical experience. *J Oral Maxillofac Surg*, 38(8): 835-839
88. Neff A., Kolk A., Neff F., Horch H.H. (2002) Operative vs. konservative Therapie diakapitulärer und hoher Kollumluaxationsfrakturen. *Mund Kiefer Gesichtschir* 6(2): 66-73
89. Newman L. (1998) A clinical evaluation of the long-term outcome of patients treated for bilateral fracture of the mandibular condyles. *Br J Oral Maxillofac Surg*, 36(3): 176-179.
90. Oikarinen K., Ignatius E., Kauppi H., Silvennoinen U. (1993) Mandibular fractures in Northern Finland in the 1980s - A 10-year study. *Br J Oral Maxillofac Surg*, 31(1): 23-27

Literaturverzeichnis

91. Oikarinen K.S. (1994) Discussion: Surgical Versus Nonsurgical Treatment of Unilateral Dislocated Low Sub-condylar Fractures: A Clinical Study of 52 Cases. *J Oral Maxillofac Surg*, 52(4): 360-361
92. Otten J.E. (1981) Modifizierte Methode zur intermaxillären Immobilisation. *Dtsch Zahnarztl Z*, 36(2): 91-92
93. Palmieri C., Ellis E., Throckmorton G. (1999) Mandibular motion after closed and open treatment of unilateral mandibular condylar process fractures. *J Oral Maxillofac Surg*, 57(7): 764-775
94. Pöllmann L. (1993) Sounds produced by the mandibular joint in a sample of healthy workers. *J Orofac Pain*, 7(4): 359-361
95. Posselt U. (1968) Physiology of occlusion and rehabilitation. In: Blackwell Scientific Publications, Oxford and Edinburgh (1965), p. 94
96. Rahn R., Thomaidis G., Thomaidis G., Frenkel G., Frank P., Kinner U. (1989) Spätergebnisse der konservativen Behandlung von Kiefergelenkfrakturen. *Dtsch Z Mund Kiefer Gesichts-Chir*, 13(3): 197-201
97. Rasse M., Beck H., Futter M. (1990) Ergebnisse nach konservativer und operativer Versorgung von Gelenkfortsatzfrakturen des Unterkiefers. *Z Stomatol*, 87: 215–225
98. Rasse M., Schober C., Piehslinger E., Scholz R., Hollmann K. (1991) Intra- und extrakapsuläre Kondylusfrakturen im Wachstumsalter. Therapie, Verlauf, Komplikationen. *Dtsch Zahnarztl Z*, 46(1): 49-51
99. Rasse M. (2000) Neuere Entwicklungen der Therapie der Gelenkfortsatzbrüche der Mandibula. *Mund-, Kiefer- und Gesichtschirurgie*, 4(2): 69-87
100. Reinhardt W., Reinhardt R., Neumann C. (1987) Evaluation of occlusal function according to Helkimo and Eismann. *Stomatol DDR*, 37(5): 320-324.
101. Reinhart E., Reuther J., Michel C., Kübler N., Pistner H., Bill J., Kunkel C. (1996) Behandlungsergebnisse und Komplikationen bei operativ und konservativ versorgten Unterkieferfrakturen. *Fortschr Kiefer Gesichtschir*, 41: 64-67
102. Reissmann D.R., John M.T., Schierz O., Hirsch C. (2009) Eine Kurzversion der RDC/TMD. *Schmerz*, 23(6): 618-627
103. Rutges J.P., Kruizinga E., Rosenberg A., Koole R. (2007) Functional results after conservative treatment of fractures of the mandibular condyle. *Br J Oral Maxillofac Surg*, 45(1): 30-34
104. Sahm G., Witt E. (1989) Long-term results after childhood condylar fractures. A computer-tomographic study. *Eur J Orthod*, 11(2): 154-60
105. Sander F.M. (1989a) Der Federaktivator - erste Behandlungsergebnisse und klinisches Fallbeispiel. *Prakt Kieferorthop 3*, 241-248
106. Sander F.M. (1989b) Rotationen des Unterkiefers durch den Federaktivator bei funktionellen Bewegungen. *Prakt Kieferorthop 4*, 183-188
107. Sander F.G. (1990) Mandibular activation with rigid and elastic activators. *Inf Orthod Kieferorthop*, 22(1): 67-78
108. Sander F.M., Weinreich A. (1990) Die Unterkieferbewegungen während der Belastung. *Prakt Kieferorthop 4*: 95-108
109. Sander F.G. (1991) Biomechanische Aspekte des Federaktivators während des Nachtschlafes. *Prakt Kieferorthop 5*, (1): 17-28
110. Sander F.M., Sander C. (2008) Der Federaktivator als Rehabilitationsgerät bei Patienten mit Kieferfunktionsstörungen, *Kieferorthopädie 22*, (4): 259 - 264
111. Sander F.M., Becker W., Emmanouil I., Sander C., Sander F.G. (2009) Der Federaktivator - Einsatz und Herstellung. *QZ - Quintessenz Zahntechnik 35*, (10): 1294 – 1301
112. Santler G., Kärcher H., Ruda C., Köle E. (1999) Fractures of the condylar process: Surgical versus nonsurgical treatment. *J Oral Maxillofac Surg*, 57(4): 392-397
113. Sawazaki R., Júnior S., Asprino L., Moreira R., Moraes M. (2009) Incidence and Patterns of Mandibular Condyle Fractures. *J Oral Maxillofac Surg*, Artikel im Druck
114. Schettler D., Rehrmann A. (1975) Long-term results of functional treatment of condylar fractures with the long bridle according to A. Rehrmann. *J Maxillofac Surg*, 3(1):14-22

115. Schmelzeisen R., Lauer G., Wichmann U. (1998) Endoskop-gestützte Fixation von Gelenkfortsatzfrakturen des Unterkiefers. *Mund-, Kiefer- und Gesichtschirurgie*, 2(0): 168-S170
116. Schmelzeisen R., Cienfuegos-Monroy R., Schön R., Chen C., Cunningham L., Goldhahn S. (2009) Patient benefit from endoscopically assisted fixation of condylar neck fractures - a randomized controlled trial. *J Oral Maxillofac Surg*, 67(1): 147-158
117. Schmidt S., Eckardt A., Stiesch-Scholz M. (2004) Klinische Vergleichsstudie zur Kiefergelenkfunktion nach chirurgischer und konservativer Versorgung von Kollumfrakturen. *Dtsch Zahnarztl Z*, (59)8: 444-447
118. Schmitter M., Ohlmann B., John M., Hirsch C., Rammelsberg P. (2005) Research diagnostic criteria for temporomandibular disorders: a calibration and reliability study. *Cranio: J Craniomand Pract*, 23(3): 212-218
119. Schmitter M., Kress B., Leckel M., Ohlmann B., Rammelsberg P. (2008) Validity of temporomandibular disorder examination procedures for assessment of temporomandibular joint status. *Am J Orthod Dentofacial Orthop*, 133(6): 796-803
120. Schmuth G., Vardimon A. (1994) Kieferorthopädie. 3. Aufl., Urban und Schwarzenberg, Stuttgart, 130-139
121. Schneider M. (2005) Die operative Behandlung von Gelenkfortsatzfrakturen des Unterkiefers. Ein funktioneller, axiographischer und radiologischer Vergleich verschiedener Zugangswege. Med. Diss. Dresden
122. Schneider M., Lauer G., Eckelt U. (2007) Surgical treatment of fractures of the mandibular condyle: A comparison of long-term results following different approaches - Functional, axiographical, and radiological findings. *J Cranio-Maxillofac Surg*, 35(3): 151-160
123. Schneider M., Erasmus F., Gerlach K., Kuhlisch E., Loukota R., Rasse M., Schubert J., Terheyden H., Eckelt U. (2008) Open reduction and internal fixation versus closed treatment and mandibulomaxillary fixation of fractures of the mandibular condylar process: a randomized, prospective, multicenter study with special evaluation of fracture level. *J Oral Maxillofac Surg*, 66(12): 2537-2544
124. Schön R., Roveda S.I., Carter B. (2001) Mandibular fractures in Townsville, Australia: incidence, aetiology and treatment using the 2.0 AO/ASIF miniplate system. *Br J Oral Maxillofac Surg*, 39(2):145-8
125. Schön R., Gutwald R., Schramm A., Gellrich N.C., Schmelzeisen R. (2002) Endoscopy-assisted open treatment of condylar fractures of the mandible: extraoral vs intraoral approach. *J Oral Maxillofac Surg*, 31(3): 237-43
126. Schwenzer N., Ehrenfeld M. (2002) In: *Spezielle Chirurgie, 3. Aufl.*, Thieme, Stuttgart, New York
127. Silvennoinen U., Iizuka T., Lindqvist C., Oikarinen K. (1992) Different patterns of condylar fractures: an analysis of 382 patients in a 3-year period. *J Oral Maxillofac Surg*, 50(10): 1032-1037
128. Silvennoinen U., Iizuka T., Oikarinen K., Lindqvist C. (1994) Analysis of possible factors leading to problems after nonsurgical treatment of condylar fractures. *J Oral Maxillofac Surg*, 52(8): 793-799
129. Silvestri A., Lattanzi A., Mantuano M.T. (2004) A protocol for the treatment of mandibular condylar fractures. *Minerva Stomatol*, 53(7-8): 403-415
130. Sirimaharaj W., Pyungtanasup K. (2008) The epidemiology of mandibular fractures treated at Chiang Mai University Hospital: a review of 198 cases. *J Med Assoc Thai*, 91(6): 868-874
131. Smith B.H., Penny K.I., Purves A.M., Munro C., Wilson B., Grimshaw J., Chambers W.A., Smith W.C. (1997) The Chronic Pain Grade questionnaire: validation and reliability in postal research. *Pain*, 71(2): 141-147
132. Smith W.B., Safer M.A., 1993. Effects of present pain level on recall of chronic pain and medication use. *Pain*, 55(3), 355-361
133. Spiessl B., Schroll K. (1972) Gesichtsschädel. In: Nigst H (Hrsg) Spezielle Frakturen- und Luxationslehre, Bd I, Thieme, Stuttgart, New York

134. Spitzer W.J., Zschiesche S. (1986) Results of functional orthodontic treatment of mandibular condyle fractures during growth. *Dtsch Zahnarztl Z*, 41(2): 174-178
135. Stockfisch H. (1984) Zur Frage der unterschiedlichen Effektivität der starren und elastisch-beweglichen Apparate in der täglichen Praxis. *Fortschritte der Kieferorthopädie*, 45(4): 251-264
136. Stolzer C. (2007) Langzeitergebnisse nach operativer Behandlung unilateraler Gelenkfortsatzfrakturen des Unterkiefers. Med. Diss. Münster
137. Streffer M. (2004) Klinische Untersuchung von Gelenkfortsatzfrakturen: Vergleich operative versus konservative Therapie. Med. Diss. Tübingen
138. Strub J., Türp J. (1994) Der Freiburger Funktionsbogen für Patienten mit Funktionsstörungen des Kausystems. *Quintessenz*, (10): 1443
139. Strub J., Türp J.C., Witkowski S., Hürzeler M.B., Kern M. (2004) Geschichte, Grundlagen, Behandlungskonzept, Vorbehandlung. In: Curriculum Prothetik Bd.1, 3. Aufl., Quintessenz Berlin, p. 198
140. Takenoshita Y., Ishibashi H., Oka, M. (1990) Comparison of functional recovery after nonsurgical and surgical treatment of condylar fractures. *J Oral Maxillofac Surg*, 48(11): 1191-1195
141. Talwar R.M., Ellis E., Throckmorton G.S. (1998) Adaptations of the masticatory system after bilateral fractures of the mandibular condylar process. *J Oral Maxillofac Surg*, 56(4): 430-439
142. Throckmorton G.S., Ellis E., Hayasaki H. (2003) Jaw kinematics during mastication after unilateral fractures of the mandibular condylar process. *Am J Orthod Dentofacial Orthop*, 124(6): 695-707
143. Tiegelkamp K. (1958) Über Gelenkumbau nach Gelenkhals-Frakturen. *Fortschritte der Kieferorthopäd*, 19(1): 68-71
144. Travers K.H., Buschang P., Hayasaki H., Throckmorton G.S. (2000) Associations between incisor and mandibular condylar movements during maximum mouth opening in humans. *Archives of Oral Biology*, 45(4): 267-275
145. Triantafyllou D. (1992) Bewegungs- und muskelphysiologische Untersuchungen bei Patienten, die mit dem Federaktivator therapiert werden. Med. Diss. Ulm
146. Türp J.C., Vach W., Strub J.R. (1997) Die klinische Bedeutung von Kiefergelenkgeräuschen. *Schweiz Monatsschr Zahnmed* 107: 190–198
147. Türp J.C., John M., Nilges P., Jürgens J. (2000) Schmerzen im Bereich der Kaumuskulatur und Kiefergelenke. Empfehlungen zur standardisierten Diagnostik und Klassifikation von Patienten. *Schmerz*, 14(6):416–428
148. Türp J.C., Hugger A., Nilges P., Hugger S., Siegert J., Busche E., Effenberger S., Schindler H.J. (2006) Aktualisierung der Empfehlungen zur standardisierten Diagnostik und Klassifikation von Kaumuskel- und Kiefergelenkschmerzen. *Schmerz* 20(6): 481-489
149. Tuncali D., Barutcu A.Y., Aslan G. (2005) The relationship between the fracture site and aetiology in mandibular fractures. *J ear, nose, throat*, 14(1): 25-28
150. Umstadt H.E., Ellers M., Müller H.H., Austermann K.H. (2000) Functional reconstruction of the TM joint in cases of severely displaced fractures and fracture dislocation. *J Craniomaxillofac Surg*, 28(2): 97-105
151. Veras R.B., Kriwalsky M., Eckert A., Schubert J., Maurer P. (2007) Long-term outcomes after treatment of condylar fracture by intraoral access: a functional and radiologic assessment. *J Oral Maxillofac Surg*, 65(8): 1470-1476
152. Villarreal P.M., Monje F., Junquera L., Mateo J., Morillo A., González C. (2004) Mandibular condyle fractures: determinants of treatment and outcome. *J Oral Maxillofac Surg*, 62(2): 155-63
153. Von Korff M., Dworkin S.F., Le Resche L. (1990) Graded chronic pain status: an epidemiologic evaluation. *Pain*, 40(3): 279-91.
154. Von Korff M., Ormel J., Keefe F.J., Dworkin S.F. (1992) Grading the severity of chronic pain. *Pain*, 50(2): 133-149
155. Walker R.V. (1994) Condylar fractures: Nonsurgical management. *J Oral Maxillofac Surg*, 52(11): 1185-1188

156. Wassmund M. (1927) Frakturen und Luxationen des Gesichtsschädels unter Berücksichtigung der Komplikationen des Hirnschädels. *Meusser*. Berlin
157. Van der Weele L.T., Dibbets J.M. (1987) Helkimo's index: a scale or just a set of symptoms? *J Oral Rehabil*, 14(3): 229-237
158. Wichelhaus A., Haas R., Sander F.G., Kreidler J.F. (1998) The influence of the spring activator on the mobility of the lower jaw in traumatically injured patients. *J Orofac Orthop*, 59(6): 340-351
159. Wichelhaus A. (1989) Der Federaktivator - eine neue Therapiemöglichkeit für die Behandlung des offenen Bisses. *Prakt. Kieferorthopädie 3*, 235-240
160. Worsaae N., Thorn J.J. (1994) Surgical versus nonsurgical treatment of unilateral dislocated low subcondylar fractures: A clinical study of 52 cases. *J Oral Maxillofac Surg*, 52(4): 353-360
161. Zachariades N., Mezitis M., Mourouzis C., Papadakis D., Spanou A. (2006) Fractures of the mandibular condyle: a review of 466 cases. Literature review, reflections on treatment and proposals. *J Craniomaxillofac Surg*, 34(7): 421-432

7 Anhang

7.1 Patientenbrief

Universitätsklinik für Zahn-, Mund- und Kieferheilkunde Abt. Klinik u. Poliklinik für Mund-, Kiefer-, Gesichtschirurgie Hugstetter Str. 55, D-79106 Freiburg	**UNIVERSITAETSKLINIK FÜR ZAHN-, MUND- UND KIEFERHEILKUNDE**
Name der(s) Patientin(en) Anschrift	Klinik und Poliklinik für Mund-, Kiefer- und Gesichtschirurgie Plastische Operationen Ärztlicher Direktor: Universitätsprofessor Dr. Dr. R. Schmelzeisen e-mail: rainer.schmelzeisen@uniklinik-freiburg.de Telefon: 0761 / 270-4919 Telefax: 0761 / 270-4900

Einladung zur Nachuntersuchung

Sehr geehrte(r) Frau / Herr (Name der(s) Patientin(en)),

Sie hatten im Jahr (Datum) eine Fraktur im Bereich des Kiefergelenks und wurden an der Klinik für Mund-, Kiefer- und Gesichtschirurgie in Freiburg mit einer kieferorthopädischen Apparatur funktionell nachbehandelt.

Im Rahmen einer Kontrolluntersuchung möchten wir nun überprüfen, ob die Funktion Ihres Kiefergelenks intakt ist. Dadurch können mögliche Spätfolgen frühzeitig erkannt und gegebenenfalls weitere therapeutische Maßnahmen eingeleitet werden. Außerdem können wir durch diese Nachuntersuchung das an der Zahnklinik angewandte Behandlungskonzept auf seine Effektiviät hin überprüfen. Ihre Anteilnahme würde bezüglich der Therapie von Frakturen im Bereich des Kiefergelenks auch weiteren Patienten von großem Nutzen sein.

Wir möchten Sie bitten, sich am (Tag), den (Datum), um (Uhrzeit) direkt in der Ambulanz der Klinik für Mund-, Kiefer- und Gesichtschirurgie im Erdgeschoss der Zahnklinik einzufinden. Falls Sie den Termin nicht einhalten können, bitten wir um einen kurzen Anruf unter der Telefonnummer (Nummer). Es wird mit Ihnen dann ein für Sie geeigneter Alternativtermin vereinbart.
Bei dieser Kontrolluntersuchung entstehen Ihnen keine Kosten. Außerdem haben Sie die Gelegenheit, Fragen zu der Nachbehandlung zu stellen.
Für Ihre Unterstützung danken wir Ihnen vorab recht herzlich!

Mit freundlichen Grüßen,

Prof. Dr. Dr. R. Schmelzeisen	Dr. Dr. N. Weyer	L. Baensch
Ärztlicher Direktor	Facharzt für MKG-Chirurgie	Zahnmedizinstudentin

Anhang

7.2 Patientenfragebögen

a. Angaben zum Patienten

1. Wann wurden sie geboren: _ _ / _ _ / _ _ _ _

2. Geschlecht:

Männlich	1
Weiblich	2

3. Welchen Schulabschluss haben Sie?
(Falls Sie mehrere Abschlüsse haben, nennen Sie bitte nur den höchsten!)

Volks-, Hauptschulabschluss (8. Klasse), ohne abgeschlossene Lehre	1
Volks-, Hauptschule (8. Klasse), mit abgeschlossener Lehre	2
Weiterbildende Schule ohne Abitur / 10. Klasse polytechn. Oberschule	3
Abitur, Hochschulreife, Fachhochschulreife	4
Abgeschlossenes Studium (Universität, Akademie, Fachhochschule)	5
Anderen Schulabschluss	6
Nichts davon, habe keinen Schulabschluss	7

4. Hatten Sie während der vergangenen zwei Jahre Arbeit?
(unbezahlte Tätigkeiten im Haushalt oder Familienbetrieb hier nicht mitrechnen)

Nein	0
Ja	1

! Wenn ja, dann weiter zu Frage 7 !

5. Auch wenn Sie während der vergangenen zwei Jahre keine Arbeit hatten, haben Sie einen Beruf oder ein Geschäft?

Nein	0
Ja	1

! Wenn ja, dann weiter zu Frage 7 !

6. Sind Sie während der vergangenen Monate auf Arbeitssuche gewesen oder entlassen worden?

Ja, auf Arbeitssuche	1
Ja, entlassen worden	2
Beides, entlassen worden und auf Arbeitssuche	3
Nein	4

7. Welchen Familienstand haben Sie?

Verheiratet, mit Ehepartner zusammenlebend	1
Veheiratet, getrennt lebend	2
Geschieden	3
Unverheiratet	4

8. Wie hoch etwa ist das monatliche Haushaltseinkommen, d. h. das Netto-Einkommen, das Sie (alle zusammen im Haushalt) nach Abzug der Steuern und Sozialabgaben haben?

Unter 500 €	1
500 bis 1000 €	2
1000 bis 1500 €	3
1500 bis 2000 €	4
2000 bis 2500 €	5
2500 bis 3000 €	6
3000 bis 4000 €	7
4000 bis 5000 €	8
5000 € und mehr	9

Bitte geben Sie Ihre derzeitige berufliche Tätigkeit an:

_____

Bitte geben Sie Ihren höchsten qualifizierten, ausgeübten Beruf an:

_____

Anhang

b. Anamnestische Angaben des Patienten

1. Wie würden Sie Ihren allgemeinen Gesundheitszustand einschätzen?

Ausgezeichnet	1
Sehr gut	2
Gut	3
Mäßig	4
Schlecht	5

2. Wie würden Sie Ihren Mundgesundheitszustand einschätzen?

Ausgezeichnet	1
Sehr gut	2
Gut	3
Mäßig	4
Schlecht	5

3. Hatten Sie Schmerzen im Gesicht, dem Kiefer, vor dem oder im Ohr in den vergangenen Monaten?

Nein	0
Ja	1

Wenn ja:

4. Vor wie vielen Jahren begannen Ihre Gesichtsschmerzen zum ersten Mal? _Jahre
   (Wenn es ein Jahr oder länger her ist, dann weiter zu Frage 6)
   (Wenn es weniger als ein Jahr her ist, dann 00 eintragen)

5. Vor wie vielen Monaten begannen Ihre Gesichtsschmerzen zum ersten Mal? _Monate

6. Sind Sie aufgrund der Gesichtsschmerzen zu einem Arzt, Zahnarzt oder zu Angehörigen anderer Heilberufe gegangen?

Nein	0
Ja, innerhalb der letzten 6 Monate	1
Ja, vor mehr als 6 Monaten	2

7. War Ihr Unterkiefer jemals blockiert oder hatten Sie Schwierigkeiten, den Mund vollständig zu öffnen?

Nein	0
Ja	1

(Wenn nein, dann weiter zu Frage 9)

8. War diese Mundöffnungsbehinderung so stark, dass dabei Ihre Fähigkeit zu essen beeinflusst war?

Nein	0
Ja	1

9. Knackt es in Ihrem Kiefergelenk, wenn Sie den Mund öffnen oder schließen oder wenn Sie kauen?

Nein	0
Ja	1

10. Nehmen Sie ein reibendes Geräusch wahr, wenn Sie den Mund öffnen oder schließen oder wenn Sie kauen?

Nein	0
Ja	1

11. Wurde Ihnen gesagt oder haben Sie selbst bemerkt, dass Sie im Schlaf mit den Zähnen pressen oder knirschen?

Nein	0
Ja	1

12. Haben Sie ein Gefühl der Müdigkeit im Kieferbereich bzw. ein Gefühl der Steifheit beim Bewegen des Unterkiefers oder beim morgendlichen Erwachen?

Nein	0
Ja	1

13. Haben / Hatten Sie Ohrgeräusche oder Ohrklingeln?

Nein	0
Ja	1

14. Fühlt sich der Zusammenbiss Ihrer Zähne ungewöhnlich oder unbequem an?

Nein	0
Ja	1

15. Haben Sie rheumatoide Arthritis, Lupus erythematodes oder eine andere rheumatische Gelenkerkrankung des Körpers?

Nein	0
Ja	1

16. Hat jemand in Ihrer Familie eine dieser Erkrankungen?

Nein	0
Ja	1

17. Hatten oder haben Sie geschwollene oder schmerzhafte Gelenke (das Kiefergelenk ausgenommen)

Nein	0
Ja	1

(Wenn nein, dann weiter zu Frage 20)

18. Wenn ja, ist das ein anhaltender, chronischer Schmerz, den Sie schon länger als ein Jahr haben?

Nein	0
Ja	1

19. Haben Sie in der letzten Zeit eine Verletzung / Unfall im Bereich des Kiefers oder des Gesichts erlitten?

Nein	0
Ja	1

(Wenn nein, dann weiter zu Frage 22)

Anhang

20. Wenn ja, hatten Sie Ihren Gesichtsschmerz schon vor diesem Ereignis?

Nein	0
Ja	1

21. Hatten Sie während der vergangenen Monate / Jahre Probleme mit Kopfschmerzen oder Migräne?

Nein	0
Ja	1

22. Welche der folgenden Aktivitäten werden durch Ihr gegenwärtiges Problem mit dem Kiefergelenk bzw. der Kaumuskulatur eingeschränkt oder sogar verhindert? (auch Mehrfachnennungen möglich)

	Nein	Ja
a) Kauen	0	1
b) Trinken	0	1
c) Allgemeine Körperbewegung	0	1
d) Essen von harten Speisen	0	1
e) Essen von weichen Speisen	0	1
f) Lächeln / Lachen	0	1
g) Sexuelle Aktivität	0	1
h) Reinigung der Zähne oder des Gesichts	0	1
i) Gähnen	0	1
j) Schlucken	0	1
k) Sprechen	0	1
l) Ein normaler Gesichtsausdruck	0	1

c. Graded Chronic Pain Scale (GCPS) nach von Korff

1. Wie würden sie Ihren Schmerz zum gegenwärtigen Zeitpunkt auf einer Skala von 0 "kein Schmerz" bis 10 „stärkster vorstellbarer Schmerz"einschätzen?

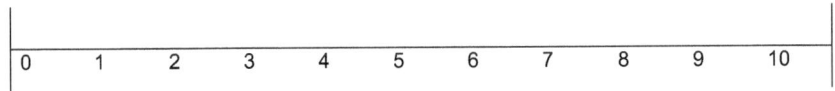

Kein Schmerz   Stärkster vorstellbarer Schmerz

2. Wie intensiv war Ihr stärkster Schmerz in den vergangenen 6 Monaten auf einer Skala von 0 „kein Schmerz" bis 10 „stärkster vorstellbarer Schmerz"?

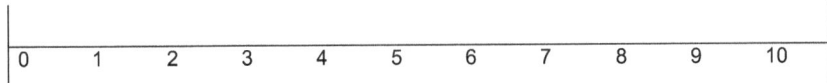

Kein Schmerz   Stärkster vorstellbarer Schmerz

3. Wie intensiv war der durchschnittliche Schmerz in den vergangenen 6 Monaten auf einer Skala von 0 „kein Schmerz" bis 10 „stärkster vorstellbarer Schmerz", gemeint sind Schmerzen die Sie gewöhnlich, d.h., oft empfunden haben?

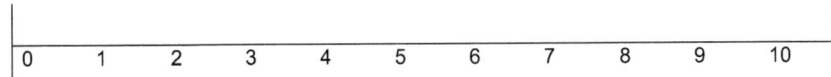

Kein Schmerz   Stärkster vorstellbarer Schmerz

4. Wie viele Tage sind Sie in den vergangenen 6 Monaten aufgrund des Gesichtsschmerzes von der Ausübung Ihrer täglichen Aktivitäten (Arbeit, Schule, Haushalt) abgehalten worden? ___ Tage

5. Wie stark hat Ihr Gesichtsschmerz Sie in der Ausübung Ihrer täglichen Aktivitäten in den vergangenen 6 Monaten auf einer Skala von 0 „keine Beeinflussung" bis 10 „unmöglich, Aktivitäten auszuüben" beeinflusst?

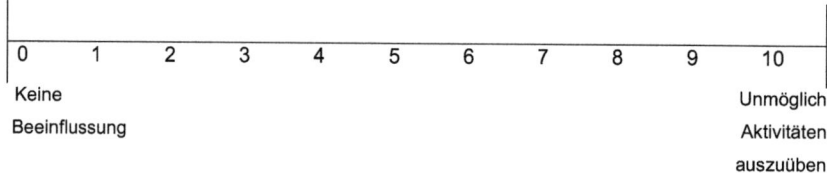

6. Wie stark haben sich Ihr Familienleben, Ihre sozialen Kontakte zu anderen Menschen und Ihre Fähigkeit sich zu erholen durch Ihren Gesichtsschmerz in den letzten 6 Monaten verändert?

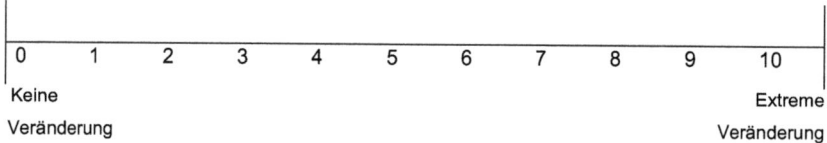

7. Wie stark hat Ihr Gesichtsschmerz in den letzten 6 Monaten Ihre Fähigkeit zu arbeiten verändert (einschließlich Hausarbeit)?

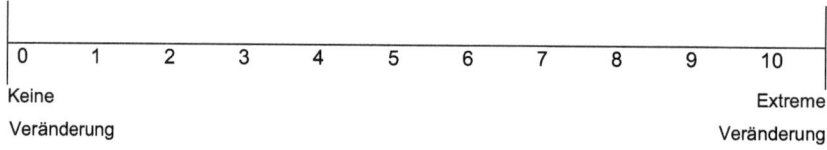

Anhang

e. Fragestellungen zum Federaktivator

1. Wie häufig haben Sie den Federaktivator getragen?

Nie	0
2 mal / Woche	1
3 mal / Woche	2
4 mal / Woche	3
Täglich	4

2. Welche Tageszeit haben Sie ihn getragen?

Nachts	0
Tagsüber	1
Nachts und tagsüber	2

3. Wie lange insgesamt haben Sie den Federaktivator getragen?

_ _Tage

_ _Wochen

_ _Monate

4. Ist die Feder jemals gebrochen?

Nein	0
Ja	1

Wenn ja, wie oft? _ mal

5. Wie schätzen Sie den Tragekomfort des Gerätes ein?

```
| 0   1   2   3   4   5   6   7   8   9   10 |
  Angenehm                          Unangenehm
```

7.3 Untersuchungsbogen

1. Haben Sie Schmerzen in der rechten Gesichtshälfte, in der linken oder in beiden?

0 = keine
1 = rechts
2 = links
3 = beide

2. Können Sie auf die schmerzende Stelle zeigen?
(Der Untersucher tastet die gezeigte Stelle ab, wenn unklar ist, ob es Muskel- oder Gelenkschmerzen sind)

	Rechts	**Links**
0 = keine		
1 = Gelenk		
2 = Muskel	0 1 2 3	0 1 2 3
3 = beide		

3. Mundöffnungsbewegung

0 = gerade
1 = Deflektion nach rechts (unkorrigiert)
2 = Deviation (korrigierte Deflektion) nach rechts   0 1 2 3 4 5
3 = Deflektion nach links (unkorrigiert)
4 = Deviation (korrigierte Deflektion) nach links
5 = anderes Bewegungsmuster. Typ: _____

4. Vertikaler Bewegungsablauf

Referenz Oberkieferschneidezahn bei den Messungen: ☒ 11   ☐ 21

			Muskelschmerzen	*Gelenschmerzen*
a. akt. max. Öffnung ohne Schmerzen	…..mm			
b. akt. max. Öffnung	…..mm		→ 0 1 2 3	→ 0 1 2 3
c. passive max. Öffnung	…..mm		→ 0 1 2 3	→ 0 1 2 3
d. Overbite	…..mm			
e. Overjet	…..mm		0 = keine 1 = rechts 2 = links 3 = beide	0 = keine 1 = rechts 2 = links 3 = beide

5. Gelenkgeräusche (Palpation, 2 von 3)

Öffnung

	Rechts	**Links**
0 = keine		
1 = Knacken	0 1 2 3	0 1 2 3
2 = grobes Reiben		
3 = feines Reiben	_____ mm	_____ mm

Nach wievielen mm tritt das Knacken bei der Öffnungsbewegung auf?

Schließen

	Rechts	**Links**
0 = keine		
1 = Knacken	0 1 2 3	0 1 2 3
2 = grobes Reiben		
3 = feines Reiben	_____ mm	_____ mm

Nach wievielen mm tritt das Knacken bei der Öffnungsbewegung auf?

Reziprokes Knacken, verhindert bei protrusiver Öffnung

	Rechts	**Links**
0 = nein		
1 = ja	0 1 2 3	0 1 2 3
8 = nicht zutreffend		

6. Exkursive Bewegungen

		Muskelschmerzen	Gelenschmerzen
Laterotrusion rechts	......mm		
Laterotrusion links	......mm	→ 0 1 2 3	→ 0 1 2 3
Protrusion	......mm	→ 0 1 2 3	→ 0 1 2 3

0 = keine   1 = rechts
2 = links   3 = beide

0 = keine   1 = rechts
2 = links   3 = beide

Mittellinien-Verschiebung ......mm → 1 2 8

1 = rechts 2 = links
8 = keine

7. Gelenkgeräusche bei Bewegung des Unterkiefers

<u>Rechtes Gelenk:</u>

Bei Bewegung nach rechts:
0 = keine
1 = Knacken
2 = grobes Reiben
3 = feines Reiben

0 1 2 3

Bei Bewegung nach links:
0 = keine
1 = Knacken
2 = grobes Reiben
3 = feines Reiben

0 1 2 3

Bei Protrusion:
0 = keine
1 = Knacken
2 = grobes Reiben
3 = feines Reiben

0 1 2 3

<u>Linkes Gelenk:</u>

Bei Bewegung nach rechts:
0 = keine
1 = Knacken
2 = grobes Reiben
3 = feines Reiben

0 1 2 3

Bei Bewegung nach links:
0 = keine
1 = Knacken   0 1 2 3
2 = grobes Reiben
3 = feines Reiben

Bei Protrusion:
0 = keine
1 = Knacken
2 = grobes Reiben   0 1 2 3
3 = feines Reiben

8. Extraorale Muskelpalpation

		Rechts	Links
0 = kein Schmerz	a. Temporalis posteriorer Teil	0 1 2 3	0 1 2 3
1 = leichter Schmerz	b. Temporalis medialer Teil	0 1 2 3	0 1 2 3
2 = mäßiger Schmerz	c. Temporalis anteriorer Teil	0 1 2 3	0 1 2 3
3 = starker Schmerz	d. Masseterursprung	0 1 2 3	0 1 2 3
	e. Masseterkörper	0 1 2 3	0 1 2 3
	f. Masseteransatz	0 1 2 3	0 1 2 3
	g. Regio retromandibularis	0 1 2 3	0 1 2 3
	h. Regio submandibularis	0 1 2 3	0 1 2 3

9. Palpation des Gelenks

		Rechts	Links
0 = kein Schmerz	a. Lateraler Kondylenpol	0 1 2 3	0 1 2 3
1 = leichter Schmerz	b. Posteriorer Kondylenpol	0 1 2 3	0 1 2 3
2 = mäßiger Schmerz			
3 = starker Schmerz			

10. Intraorale Muskelpalpation

		Rechts	Links
0 = kein Schmerz	a. Pterygoideus lateralis	0 1 2 3	0 1 2 3
1 = leichter Schmerz	b. Temporalissehne	0 1 2 3	0 1 2 3
2 = mäßiger Schmerz			
3 = starker Schmerz			

8 Danksagungen

Mein ganz besonderer Dank gilt Herrn Prof. Dr. Dr. Ralf Schön für die Überlassung des Dissertationsthemas und die sehr gute Betreuung während der gesamten Zeit

Des Weiteren möchte ich mich bei Frau Priv. - Doz. Dr. Olga Polydorou für die Übernahme der Zweitkorrektur bedanken

Ein großes Dankeschön geht auch an Herrn Dr. Dr. Nils Weyer und Dr. Dr. Sebastian Sauerbier, die trotz ihres vollen Terminkalenders noch Zeit für mich gefunden haben

Außerdem möchte ich einen Dank Frau Prof. Dr. Jonas und Frau Dr. Sybille Frucht aussprechen, ohne deren Hilfe die Arbeit so nicht vorliegen würde

Herrn Menne danke ich für die statistische Auswertung meiner Daten

Herrn Dr. Schmitter möchte ich für die Kalibrierung vor Durchführung der klinischen Nachuntersuchung danken

Frau Tritschler danke ich für den Zugang in das KFO-Archiv

Frau Feger möchte ich für die Bemühungen bei der Literaturrecherche danken sowie dem Team des klinisch-chemischen Labors für die Bereitstellung ihres Software-Programms

Zu guter letzt gilt mein Dank meinen Freunden, meinem Freund und der besten Familie der Welt, die während der gesamten Studienzeit einfach immer für mich da waren!

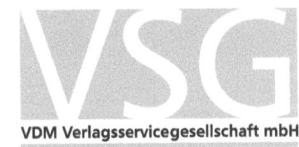

Die VDM Verlagsservicegesellschaft sucht für wissenschaftliche Verlage abgeschlossene und herausragende

Dissertationen, Habilitationen, Diplomarbeiten, Master Theses, Magisterarbeiten usw.

für die kostenlose Publikation als Fachbuch.

Sie verfügen über eine Arbeit, die hohen inhaltlichen und formalen Ansprüchen genügt, und haben Interesse an einer honorarvergüteten Publikation?

Dann senden Sie bitte erste Informationen über sich und Ihre Arbeit per Email an *info@vdm-vsg.de*.

Sie erhalten kurzfristig unser Feedback!

VDM Verlagsservicegesellschaft mbH
Dudweiler Landstr. 99   Telefon +49 681 3720 174
D - 66123 Saarbrücken   Fax   +49 681 3720 1749
www.vdm-vsg.de

Die VDM Verlagsservicegesellschaft mbH vertritt

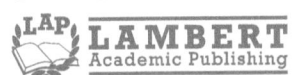
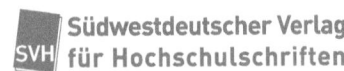

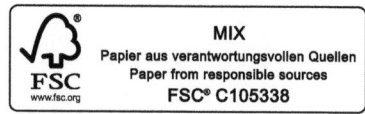

Printed by Books on Demand GmbH, Norderstedt / Germany